全国药学、中药学类专业实验实训数字化课程建设

药理学实验操作技术

YAOLIXUE SHIYAN CAOZUO JISHU

（第2版）

主编　李丽静　张　浩　侯　微

U0241187

手机扫描注册
观看操作视频
一书一码

北京科学技术出版社

图书在版编目（CIP）数据

药理学实验操作技术 / 李丽静，张浩，侯微主编 . — 2版 . — 北京：北京科学技术出版社，2020.5

全国药学、中药学类专业实验实训数字化课程建设

ISBN 978-7-5714-0650-9

Ⅰ . ①药… Ⅱ . ①李… ②张… ③侯… Ⅲ . ①药理学—实验—高等职业教育—教材 Ⅳ . ①R965.2

中国版本图书馆CIP数据核字(2019)第 290025 号

药理学实验操作技术

主　　编：李丽静　张　浩　侯　微
策划编辑：曾小珍　张　田
责任编辑：张青山
责任校对：贾　荣
责任印制：李　茗
封面设计：铭轩堂
版式设计：崔刚工作室
出 版 人：曾庆宇
出版发行：北京科学技术出版社
社　　址：北京西直门南大街 16 号
邮政编码：100035
电话传真：0086-10-66135495（总编室）
　　　　　0086-10-66113227（发行部）0086-10-66161952（发行部传真）
电子信箱：bjkj@bjkjpress.com
网　　址：www.bkydw.cn
经　　销：新华书店
印　　刷：河北鑫兆源印刷有限公司
开　　本：787mm×1092mm　　1/16
字　　数：187 千字
印　　张：7.5
版　　次：2020 年 5 月第 2 版
印　　次：2020 年 5 月第 1 次印刷
ISBN 978-7-5714-0650-9/R・2715

定　　价：45.00 元

全国药学、中药学类专业实验实训数字化课程建设

总 主 编

张大方

长春中医药大学、东北师范大学人文学院　教授

方成武

安徽中医药大学　教授

张彦文

天津医学高等专科学校　教授

张立祥

山东中医药高等专科学校　教授

周美启

亳州职业技术学院　教授

朱俊义

通化师范学院　教授

马　波

安徽中医药高等专科学校　教授

张震云

山西药科职业学院　教授

编者名单

主　编　李丽静　张　浩　侯　微

副主编　吴　君　李艳丽　张　超　胡彦武
　　　　　付　瑶　王晓丽　鲍慧玮

编　者　（以姓氏笔画为序）
　　　　　王晓丽（齐齐哈尔医学院）
　　　　　付　瑶（东北师范大学人文学院）
　　　　　孙　琦（长春市第二中等专业学校）
　　　　　李红艳（辽宁中医药大学）
　　　　　李丽静（长春中医药大学）
　　　　　李艳丽（山西药科职业学院）
　　　　　吴　君（山东中医药高等专科学校）
　　　　　吴俊标（广州中医药大学第二临床医学院）
　　　　　张　宁（黑龙江中医药大学佳木斯学院）
　　　　　张　兴（亳州职业技术学院）
　　　　　张　浩（中山大学附属第三医院）
　　　　　张　超（北京中医药大学）
　　　　　张志仁（吉林省食品药品认证中心）
　　　　　张诗航（东北师范大学人文学院））
　　　　　胡彦武（通化师范学院））
　　　　　钟志勇（珠海百试通生物科技有限公司）
　　　　　侯　微（中国农业科学院特产研究所）
　　　　　饶子亮（广东省医学实验动物中心）
　　　　　贾彦敏（山东中医药高等专科学校）
　　　　　韩　芸（滨州医学院）
　　　　　鲍慧玮（长春中医药大学）

总前言

为贯彻教育部有关高校实验教学改革的要求,即"注重增强学生实践能力,培育工匠精神,践行知行合一,多为学生提供动手机会,提高解决实际问题的能力",满足培养应用型人才的迫切需求,我们组织全国20余所院校的优秀教师、行业专家启动了"全国药学、中药学类专业实验实训数字化课程建设"项目。

以基本技能与方法为主线,归纳每门课程的共性技术,以制定规范化操作为重点,将典型实验实训项目引入课程之中,这是本套教材改革创新点之一;将不同课程的重点内容纳入综合性实验与设计性实验,培养学生独立工作的能力与综合运用知识的能力,体现了"传承有特色,创新有基础,服务有能力"的人才培养要求,这是本套教材改革创新点之二;在专业课实验实训中设置了企业生产流程、在基础课中设置了科学研究案例,注重课堂教学与生产、科研相结合,提高人才培养质量,改变了以往学校学习与实际应用脱节的现象,这是本套教材改革创新点之三;注重培养学生综合素质,结合每门课程的特点,将实验实训中的应急处置纳入教材内容之中,提高学生的专业安全知识水平与应用能力,将实验实训后的清理工作与废弃物的处理列入章节,增强学生的责任意识与环保意识,这是本套教材改革创新点之四。

该系列实验教材,经过3年的使用,反响很好,解决了以往教与学的关键问题,同时也发现有些实验需进一步规范化、有些实验内容需进一步优化。在此基础上,我们开展了对纸质教材配套视频的摄制工作。将纸质教材与教学视频相结合,将更有利于突出实验的可视性,使不同学校充分利用这一教学资源,提高教学质量,这是本教材的又一特点。

教学改革是一项长期的任务,尤其是实验实训教学,更需要在实践中不断探索。对本套教材编写中可能存在的缺点与不足,恳请各位读者在使用过程中提出宝贵意见和建议,以期不断完善。

张大方

2019 年 2 月

前　言

　　《药理学实验操作技术》是"全国药学、中药学类专业实验实训数字化课程建设"项目之一。本教材以基本技能和基本方法为主线，突出基本实验的规范化操作及注意事项，在制定操作关键点的标准操作方法的基础上，配合强化训练的实验项目，注重对学生基本技能的培养和训练，同时提高学生设计并完成综合性实验和设计性实验的能力。

　　本教材内容分为上、中、下三篇。上篇为"药理学实验基本技能"，包括药理学实验室的基本要求、实验动物的基本要求、药理学实验基本知识与技能，以及动物实验操作方法的基本训练等内容，注重对学生基本技能的训练和培养，并提炼出每个重点操作的标准操作方法，注重训练学生基本技能操作的标准化及规范化，使学生正确熟练掌握药理学实验过程中常用的手法、技法、仪器设备的使用方法，使学生养成认真观察实验现象和进行实验记录的好习惯，培养学生分析问题和解决问题的能力。中篇为"综合性及设计性实验"，包括锻炼学生运用所学的各门基础课程的相关知识，在实验过程中，综合使用多学科实验技术，以保障最终完成实验。设计性实验需要学生综合运用文献学、药理学、数理统计学等相关知识，综合考虑各项相关条件，对实验进行综合设计，以考察和提高学生发现问题、解决问题的综合能力，并为未来的学习和工作奠定良好的科研思维基础。下篇为"实践与应用"，列举了3个科研案例及示范性设计、点评，包括新药研发案例、基础研究案例、药理配合化学进行活性筛选的经典案例，使教学与科研相衔接，开阔学生的思维。

　　本教材紧扣药理学课程教学要求，由院校教师及制药企业、科研机构等用人单位专家合作编写完成。内容设置适应制药企业、科研单位实际需求，突显了药理学在药学类专业中的重要性，可以作为药学、中药学、药品营销及相关专业药理学课程的实验教材及综合实验指导书。

　　《药理学实验操作技术》自2016年出版以来，受到了全国参编大专院校师生的广泛欢迎。本次再版，删除了部分在实际工作中不常用到的内容，增加了一些对实际学习和工作更实用的知识及实验技能的操作训练内容，更换了一部分实验内容，将每一项实验重点训练的基本操作突显出来，并将原来的手绘简图换成更为清晰的照片图，便于学生的学习。

　　本教材的编写得到了北京科学技术出版社的大力支持和各位编者的积极配合，在此表示衷心的感谢。由于编者水平有限，书中可能有不妥或疏漏之处，恳请有关专家和读者提出宝贵意见，以使本教材不断完善。

编　者

2019年7月

目 录

上篇 药理学实验基本技能

中篇 综合性及设计性实验

下篇　实践与应用

上 篇

药理学实验基本技能

第一章　药理学实验室的基本要求

第一节　实验动物伦理学要求

动物实验是生命科学研究中经常采用的手段,对生物医学的发展起着十分重要的作用。随着社会的发展、科技的进步和人类道德水准的提高,动物实验伦理问题越来越引起人们的广泛关注。尽管由于国家、文化背景和宗教信仰不同,人们对待动物的态度千差万别,但是以科学研究为目的的使用动物时,有一条根本原则,即负责任地和合乎道德地管理和使用动物,保证不进行不必要的动物实验,不给动物造成没必要的疼痛、死亡或不安。

根据各国动物福利法的基本原则,结合国内动物福利的现状,在进行动物实验时应遵守以下要求。

(1)动物实验设计要遵循国际上公认的"3R"原则,即实验动物的减少(reduction)、替代(replacement)和优化(refinement)。减少,指在保证获取一定数量与精确度的信息前提下,减少动物的使用量。通过使用适合的动物品种、品系和高质量的实验动物,改进实验设计,规范实验动物操作程序等,达到动物使用数量的最少化。替代,是指倡导应用无知觉材料替代有知觉动物的方法。如利用组织学、胚胎学或计算机方法取代整体动物实验,以低级动物代替高级动物或进行电脑模拟实验等。优化,指在必须使用实验动物时,尽量降低非人道方法的使用频率和危害程度,优化饲养方式和实验步骤,在动物正常状态下取得真实可靠的实验数据。

(2)不进行不必要的动物实验,任何动物实验都要有正当的理由和有价值的目的。

(3)善待实验动物,不随意使动物痛苦,尽量降低刺激强度和缩短实验时间。

(4)实验过程中应给予动物镇静剂、麻醉剂以减轻和消除动物的痛苦,发现不能缓解时,要迅速实施人道主义可接受的"安乐死"。

(5)对于可能引起动物痛苦和危害的实验操作,应小心进行,不得粗暴。

(6)凡需对动物进行禁食和禁水试验的研究,只能在短时间内进行,不得危害动物的健康。

(7)对清醒的动物应进行一定的安抚,以减轻它们的恐惧和不良反应。

(8)外科手术实验中应积极落实实验动物的急救措施,对术后或需淘汰的实验动物实施"安乐死"。

(9)实验动物必须采用统一许可的标准进行饲养管理,建筑设施和笼具应舒适、安全,同时,要重视动物的社会性即行为需求。

(10)实验动物使用,须经本单位动物伦理委员会批准获得使用资格,动物伦理审查可按照本单位要求填写申请表和完成审批程序(表1-1)。

表 1-1 ＊＊＊＊＊＊（单位）动物实验伦理审查意见表（示例）

Animal Experimental Ethical Inspection Form of ＊＊＊＊

批准编号

Approval No.：

实验名称 Experiment title			
申请人 Applicant		申请人学历 Education of applicant	
技术职称 Professional title		申请人所在单位 Name of organization	
拟进动物品种品系 Species of strain		拟进动物数量 Number	
审查用途 Inspection for	□申报项目 Project application	□发表论文 Published papars	□其他 Other

实验要点,包括实验目的、实验方法、观测指标、实验结束后处死动物的方法等（Aim of experiment,outline of experiments,experimental methods,observational index,executing animal method,etc.）

实验动物伦理委员会意见（Attitude of the Animal Care & Welfare Committee）

经初步审核,该项目的动物实验方案符合动物保护、动物福利和伦理原则,符合国家实验动物福利伦理的相关规定。（After preliminary examination, the animal experiment scheme of the project is in line with animal protection, animal welfare and ethical principles, and in line with the relevant provisins of national laboratory animal welfare othics.）

签章（Stamp）

年　月　日

第二节　实验室突发事件的应急处理

为保证实验结果的科学准确,确保实验室工作人员的生命和财产安全,须加强实验室的管理。发生实验室污染事件及安全事故时一定要及时、规范、科学、迅速、有效地控制。

一、病原微生物污染的应急处理

（一）一般病原微生物污染的处理

实验室如果发生一般病原微生物泼溅或泄漏事故,按生物安全的有关要求,根据病原微生物的抵抗力选择敏感的消毒液进行消毒处理。

（1）如果病原微生物泼溅在实验室工作人员皮肤上，立即用75%乙醇或碘附进行消毒，然后用清水冲洗。

（2）如果病原微生物泼溅在实验室工作人员眼内，立即用生理盐水或洗眼液冲洗，然后用清水冲洗。

（3）如果病原微生物泼溅在实验室工作人员的衣服、鞋帽上或实验室桌面、地面上，立即选用75%乙醇、碘附、0.2%～0.5%过氧乙酸、500～1000mg/L有效氯消毒液等进行消毒。

（二）高致病性病原微生物污染的处理

实验室突发高致病性病原微生物泄漏、污染时，实验室工作人员应及时向实验室污染预防及应急处置专业小组报告，在2小时内向卫生主管部门报告，并立即采取以下控制措施，防止高致病性病原微生物扩散。

（1）封闭被污染的实验室或者可能造成病原微生物扩散的场所。

（2）开展流行病学调查。

（3）对患者进行隔离治疗，对相关人员进行医学检查。

（4）对密切接触者进行医学观察。

（5）进行现场消毒。

（6）对染疫或者疑似染疫的动物采取隔离、捕杀等措施。

（7）其他需要采取的预防、控制措施。

如果工作人员通过意外吸入、意外损伤或接触高致病性病原微生物，应立即进行紧急处理，并及时报告实验室污染预防及应急处置专业小组。如工作人员操作过程中被污染的注射器针刺伤、金属锐器损伤，解剖感染的动物时操作不慎被锐器损伤或被动物咬伤或被昆虫叮咬等，应立即进行急救。首先用肥皂和清水清洗伤口，然后挤出伤口的血液，再用消毒液（如75%乙醇、2000mg/L次氯酸钠、0.2%～0.5%过氧乙酸、0.5%碘附）浸泡或涂抹消毒，并包扎伤口（厌氧微生物感染不包扎伤口）。必要时服用预防药物。

二、化学性污染的应急处理

此处主要介绍一般化学性污染的应急处理。如果发生严重化学性污染，按照《中国公共卫生突发事件调查处理》第二章第四节"急性化学性伤害调查处理"的方法进行处置。

一般化学性污染的应急处理如下。

（1）如果有毒、有害物质泼溅到工作人员皮肤或衣物上，立即用自来水冲洗，再根据毒物的性质采取相应的有效处理措施。

（2）如果有毒、有害物质泼溅或泄漏在工作台面或地面上，先用抹布或拖布擦拭，然后用清水冲洗或用中和试剂进行中和后再用清水冲洗。

（3）如果发生有毒气体泄漏，应立即启动排气装置将有毒气体排出，同时开门窗使新鲜空气进入实验室。如果吸入毒气造成中毒，应立即抢救，将中毒者移至空气良好处使其能呼吸新鲜空气。

（4）经口中毒者，要立即刺激催吐，反复洗胃，洗胃时要注意吸附、微酸/微碱中和、水溶性/脂溶性，以及保护胃黏膜的原则。

三、实验室安全事故应急处置措施

实验室一旦发生火灾,首先要迅速而冷静地熄灭火源和切断电源,并尽快采取有效的灭火措施。水和沙土是最常用的灭火材料。

若出现触电事故,应先切断电源或拔下电源插头。若来不及切断电源,可用绝缘物挑开电线。在未切断电源之前,切不可用手去拉触电者,也不可用金属或潮湿的东西挑电线。若触电者出现休克现象,要立即进行人工呼吸,并请医师治疗。

按有关规范或制度做好实验室贵重物品、危险品、有毒有害物质、菌毒种的保管和使用记录。一旦被盗,应立即保护好现场,报告有关部门,查明被盗数量,估计造成后果的严重程度,制定并采取有效的控制措施。

四、实验动物抓伤、咬伤、逃逸的应急处置措施

在药理实验的过程中,一定严格按照操作要求进行实验,注意实验者自身安全,一旦发生实验动物抓伤、咬伤的情况以及给实验动物使用过的注射器扎伤实验人员的情况,应立即挤出伤口的血液并进行消毒处理,进行相关疫苗和抗血清的注射。伤口特别严重的送医院进行专业处理。实验动物逃逸,要及时上报并采取相应措施追回或处死,防止实验动物携带病原体造成疫情。

第三节 常见有毒试剂及试药的处理

一、二甲基亚砜

二甲基亚砜(DMSO),是一种既溶于水又溶于有机溶剂的极为重要的非质子极性溶剂,也是一种渗透性保护剂,能够降低细胞冰点,减少冰晶的形成,减轻自由基对细胞的损害,改变生物膜对电解质、药物、毒物和代谢产物的通透性。

但是 DMSO 存在严重的毒性作用,与蛋白质疏水集团发生作用,导致蛋白质变性,具有血管毒性和肝肾毒性。使用时要避免其挥发,准备 $1\% \sim 5\%$ 的氨水备用,皮肤沾上之后要用大量的水以及稀氨水冲洗。

二、强碱中毒的处理

如吞服强碱,立即用食管镜观察,直接用 1% 的醋酸水溶液冲洗患部。然后,迅速饮服 500ml 稀释的食用醋(1 份食用醋加 4 份水)或鲜橘子汁。

如强碱沾到皮肤,立即脱去衣服,尽快用水冲洗至皮肤不滑为止。接着用经水稀释的醋酸或柠檬汁等进行中和。但是,若皮肤沾到生石灰,则应用油类物质先除去生石灰。

如强碱进入眼睛,撑开眼睑,用水连续洗涤 15 分钟,并及时送医院治疗。

三、强酸中毒的处理

如吞服强酸,立即饮服 200ml 氧化镁悬浮液,或者氢氧化铝凝胶、牛奶及水等物质,迅速把毒物稀释。然后,至少再生食十几个打溶的鸡蛋作缓和剂。因碳酸钠或碳酸氢钠会产生二

氧化碳气体,故不宜使用。

如强酸沾到皮肤,用大量水冲洗15分钟。如果立即进行中和,会产生中和热,有进一步扩大伤害的危险。因此,经充分水洗后,再用碳酸氢钠之类的稀碱液或肥皂液进行洗涤。此外,也可以用镁盐和钙盐中和。

如强酸进入眼睛,撑开眼睑,用水洗涤15分钟,并及时送医院治疗。

四、氯仿

氯仿($CHCl_3$)是带有特殊气味的无色液体,易挥发。氯仿是一种致癌剂,可损害肝、肾及中枢神经系统,对皮肤、眼睛、黏膜和呼吸道有刺激作用。由于它易挥发,要注意避免吸入挥发的气体。实验时戴合适的手套、口罩和安全眼镜,并始终在通风橱里进行操作。

五、甲醛

甲醛(HCHO)有很大的毒性并易挥发,也是一种致癌剂,很容易通过皮肤吸收,对眼睛、黏膜和上呼吸道有刺激和损伤作用。应避免吸入其挥发的气雾。实验时要戴合适的手套和安全眼镜,始终在通风橱内进行操作。注意远离热、火花及明火。

六、二甲苯(二甲苯腈)

二甲苯可燃,具有强致炎作用,高浓度有麻醉作用。中毒途径一般为消化道、呼吸道及皮肤吸收。实验时要戴好手套和护目镜,始终在通风橱内操作。注意远离热源、火花和明火。

七、甲醇

甲醇(CH_3OH)具有毒性,可致失明。中毒途径一般为消化道、呼吸道及皮肤吸收。实验时要戴好手套和护目镜,始终在通风橱内操作。

第四节　动物实验室的基本要求

一、实验动物设施的一般要求

(1)设施应选建在远离疫区和公害污染的地区,有便利和充足的后勤供应(水、电、给排水系统,交通运输等)。

(2)设施建设应坚固、耐用、经济,有防虫、鸟、鼠等野生动物的能力,施工和建筑材料要严格符合设计要求,最好预留可扩大的余地。

(3)设施最好为独立结构,具有各种完整的相应职能区域,做到区域隔离以满足对各种不同动物品种、品系饲养和保证动物质量的需要。

(4)必要的保证满足设施功能、满足环境和微生物控制要求的设备和措施。

(5)应能保证动物健康、人员安全,并且不会对周围环境造成污染。

(6)适当的防灾和安全(应急发电、防火、防生物污染、防灾等突发事故)应对措施,保证设施正常运转。

二、实验动物设施的分类及要求

按微生物控制程度分类：开放系统（open system）、屏障系统（barrier system）、隔离系统（isolation system）。

1. 开放系统　实验动物的生存环境直接与大气相通。设施不是密闭的，设施内外气体交流有多条空气通道，设施内无空气净化装置。开放系统是饲养普通动物的设施，其对环境和微生物的控制能力差，对于各种环境指标要求，允许的变动范围较大。系统内不采用对人、物、动物、气流单向流动的控制措施。开放系统的构造和功能因饲养不同动物品种而有一定区别。

2. 屏障系统　屏障系统用来饲养无特殊病原体（SPF）动物。动物生活在气密性很好的设施环境内，设施内外空气交换只能通过特定的通道进行。动物来源于无菌、悉生动物或SPF动物种群。一切进入屏障的人、动物、饲料、水、空气、垫料、各种用品均须经过严格的微生物控制。进入的空气须过滤。屏障系统内通常设有供清洁物品和已使用物品流通的清洁走廊与污物走廊。空气、人、物品、动物的走向，采用单向流通路线。利用空调送风系统形成清洁走廊→动物房→污物走廊→室外的静压差梯度，以防止空气逆向流动形成的污染。

3. 隔离系统　隔离系统是饲养无菌动物和悉生动物所使用的设施。在普通清洁环境中利用隔离器加以饲养，由于隔离器内温度、湿度由外界环境决定，所以放置隔离器的饲养室环境需用空调控制。为了保证动物饲养空间完全处于无菌状态，人不能和动物直接接触，工作人员通过附着于隔离器上的橡胶手套进行操作。隔离器的空气进入要经过超高效过滤（0.5 μm微粒，滤除率达99.97%）。一切物品的移入均需通过灭菌渡舱，并且事先包装消毒。隔离器内的动物来自剖宫取胎。

三、实验动物购进及饲养的基本要求

实验动物必须从有医学实验动物生产许可证的生产单位购进，并由生产单位提供动物合格证书。购进的动物，必须按照实验动物的级别要求饲养在相应的环境中，新购进的动物进行适应性饲养未见异常后方可进行实验研究。饲料、垫料、水源、笼具按要求进行购进及消毒处理。一旦发生实验动物异常死亡情况，必须按要求逐级上报并进行控制及检疫。经常接触实验动物的人员要遵守相关规章制度。

第二章　实验动物的基本要求

第一节　实验动物的分级

根据实验动物体内外存在微生物和寄生虫的情况不同,我国将实验动物分为 4 个等级。一级动物:普通动物(conventional animal,CV 动物);二级动物:清洁动物(clean animal,CL 动物);三级动物:无特殊病原体动物(specific pathogen free animal,SPF 动物);四级动物:无菌动物(germ free animal,GF 动物)。

一、CV 动物

指饲养在开放环境中,微生物不受特殊控制的一般动物。要求不携带人畜共患病的病原体和极少数的实验动物烈性传染病的病原体。CV 动物对实验的反应性差,实验结果不可靠,仅可供教学示范及作为预备实验用。

二、CL 动物

除不带有 CV 动物应排除的病原体外,还不应携带对动物危害大和对科研实验干扰大的病原体。它来源于 SPF 动物或 GF 动物,饲养于半屏障环境中或屏障环境中。其敏感性和重复性较好,适宜进行短期和部分科研实验,目前我国已经逐步广泛应用 CL 动物。

三、SPF 动物

除 CV、CL 动物应排除的病原体外,还应排除有潜在感染或条件致病菌以及对科研实验干扰大的病原体。来源于 GF 动物或悉生动物,必须饲养于屏障环境中。SPF 动物是目前国际标准级别的实验动物,适用于所有的科研实验及重要的科研课题。

四、GF 动物

GF 动物指以目前手段,动物体内外没有能被检测出来的一切微生物。来源于剖宫产或无菌卵的孵化,必须饲养于隔离环境。GF 动物发育正常,但是其机能、结构和 CV 动物有很大的不同。由于缺乏微生物的刺激,脾脏和淋巴结发育不良,可用于微生物和寄生虫学研究;由于其既无抗原,又无特异性抗体,适用于各种免疫学功能的研究;由于寿命长,也可用于老年医学研究。

五、悉生动物

属四级动物,指在 GF 动物体上植入一种或数种已知的微生物。饲养于隔离系统。在微生物学研究领域应用较广泛。

第二节　常用实验动物的种类及特点

在药理实验中,常根据实验目的和要求选用不同的动物。常用的实验动物有小鼠、大鼠、豚鼠、家兔、猫、犬、蛙和蟾蜍等。在选择实验动物时,应注意实验对动物的种属和系别方面的要求,因为动物的种属和系别的差异往往会造成对药物反应性的不同。常用实验动物的种类如下。

一、小鼠

属哺乳纲,啮齿目,鼠科。其性情温顺易捉,繁殖力强,价格低廉,比较容易满足对实验动物同种、纯种、性别和年龄的要求,生活条件也容易控制。因此,是药理学实验最常用的动物,特别适用于需要大样本的实验,如药物筛选、药物半数致死量的测定等。小白鼠对多种疾病有易感性,可以复制多种疾病模型,如癌症、肉瘤、白血病、血吸虫病、败血症、癫痫、药物依赖性、痴呆等。

二、大鼠

属哺乳纲,啮齿目,鼠科。受惊时有攻击性,易对实验者造成伤害,应注意防护。用途与小鼠相似,因其体形较大,有些在小鼠身上不便进行的实验可选用大鼠,如药物的抗炎实验常选用大鼠的踝关节制作炎症模型。此外,可用大鼠进行血压测定、胆管插管和长期毒性实验。大鼠的高级神经活动发达,因此,也被广泛用于脑功能定位、神经元的细胞外记录等实验中。

三、豚鼠

又称天竺鼠、荷兰猪。属哺乳纲,啮齿目,豚鼠科。其特点是性情温顺,嗅觉和听觉发达,胆小易惊。豚鼠易被抗原性物质所致敏,对组胺特别敏感,常用于平喘药和抗组胺药的实验研究。因其对结核杆菌比较敏感,故也用于抗结核药的实验研究。此外,可用于离体心脏、平滑肌实验。

四、家兔

属哺乳纲,啮齿目,兔科。其特点是性情温顺,易于饲养。常用于与呼吸功能、泌尿功能、心血管功能有关的实验,如呼吸运动的调节及呼吸衰竭的处理、血压的调节和心力衰竭的处理等。因家兔对致热原敏感,故常用于解热镇痛药的研究和检查致热原。此外,因家兔耳大、血管清晰,便于静脉注射和采血,也广泛用于药物的血管刺激性及溶血性的研究。

五、猫

属哺乳纲,食肉目,猫科。与家兔相比,猫对外科手术的耐受性强,血压相对稳定,常用于观察药物对心血管的影响,但应注意其极具攻击性。猫可用于中枢神经系统实验,如去大脑僵直、姿势反射实验;也常用于镇吐药的实验。

六、犬

属哺乳纲,食肉目,犬科。需要采用大动物的实验中,常用到犬。犬常被用于观察药物等对动物冠状动脉血流量的影响、心肌细胞电生理研究、降压药及抗休克药的研究等;犬经过训练,可与人合作,很适用于慢性实验,如条件反射试验。犬的体形大,对手术的耐受性较强,常用于其他小动物不易进行的手术,如胃瘘、肠瘘、膀胱瘘、胆囊瘘以及冠状动脉结扎等。在进行临床前长期毒性实验中,犬是常用动物。

七、蛙和蟾蜍

均属于两栖纲,无尾目。由于进化程度较低,其离体标本(如心脏、腓肠肌等)能在较长时间内保持着自律性和兴奋性,而且比较容易获得,价格便宜,故经常被用于研究药物对心脏的影响、反射弧分析以及肌肉收缩等实验中。

第三节　实验动物的选择依据及标准

实验动物的恰当选择是实验设计的重要环节。因此,根据实验内容选择合适的实验动物,方能达到实验目的。

一、选择与人体结构、功能、代谢及疾病特征相似的动物

从进化的角度看,猩猩、猕猴等非人灵长类动物与人类最接近。在解剖学、组织器官功能、白细胞抗原及染色体带型等方面与人相似,用这些动物实验的结果来说明人的问题比较有说服力。但在实际工作中,此类动物来源很少,选择有较多困难。

利用实验动物某些与人类相近似的特性,可以通过动物实验对人类疾病的发生和发展规律进行推断和探索。例如,在结构与功能方面,哺乳动物之间存在许多相似点,从解剖学上看,除在体型的大小、比例存在差异外,身体各系统的结构基本相似,因此,它们在生命活动中的基本功能过程也是相似的。

一些带有自发性疾病的动物,可以局部或全部地反映人类类似疾病的过程和表现,采用遗传育种的方法,可把这种动物培育成疾病的模型动物,以供研究。例如,遗传性高血压大鼠、糖尿病小鼠等。

二、选择解剖生理特点符合实验要求的动物

所有的实验动物都有各自的解剖生理特点,如果能适当利用,可使实验的操作难度降低,实验容易成功。例如,家兔的胸腔结构与其他动物不同,胸腔中央有一层很薄的纵隔将胸腔分为左右两部分,互不相通,两肺被肋胸膜隔开,心脏又有心包胸膜隔开,当开胸和打开心包膜、暴露心脏进行实验操作时,只要不弄破纵隔,动物不需要做人工呼吸,故适于做开胸和心脏实验。一般动物均有胆囊,而大鼠却没有,故不能用大鼠来做胆囊功能研究。犬有红绿色盲症,不能以红绿色信号作为条件刺激物来进行条件反射实验。

三、选择对实验指标具有明显反应的动物

不同种属的动物对于同一种致病刺激和病因的反应存在明显的差异。例如,家兔对体温变化十分敏感,最易产生发热反应,而且发热反应典型、恒定,适用于解热镇痛药和致热原的研究。而大鼠和小鼠体温调节不稳定,不宜用于发热实验。豚鼠易致敏,适宜做过敏性实验研究;犬、大鼠常用于高血压研究;肿瘤研究则常采用大鼠及小鼠等。

四、在保证实验质量的前提下,选择最易获得、最经济、最易饲养的动物

实验研究过程往往受到实验室环境、经费、设施条件、研究方法等的限制,在选择实验动物时,既要注意选择与实验目的相符合的动物,又要注意在不影响实验质量的前提下,选择最易获得、最经济、最易饲养的动物来做研究,以便减少困难,增加实验研究的可行性和易行性。

第四节　科研实验动物的基本要求

科研实验中的一个关键问题,就是怎样使动物实验的结果准确可靠、有规律,从而能够精确判定实验结果,得出正确的结论。因此,要尽量选用经遗传学、微生物学、营养学、环境卫生学控制而培育的标准化实验动物,如此才能排除因实验动物携带细菌、病毒、寄生虫和潜在疾病对实验结果的影响,也才能排除因实验动物杂交、遗传上不均质、个体差异引起的反应不一致,并且便于把我们所获得的实验研究结果用于学术交流。

标准化实验动物主要指遗传背景明确,具有已知菌丛,模型性状显著且稳定的动物。实验动物质量合格证如同产品质量合格证一样,是标准化实验动物的标志。选用实验动物应到具有动物生产条件及质量合格证的单位购买,并应向供应动物者索取其标有动物级别、合格证编号等的动物质量合格证明单据,以保证选用的是标准化的实验动物。

实验研究中一般应尽量不选用随意交配而繁殖饲养的杂种动物或在开放环境中繁殖饲养的带细菌、带病毒和带寄生虫的 CV 动物。根据研究的目的要求,可选择采用遗传学控制方法培育出来的纯系动物或称近交系动物、突变系动物、封闭群动物、系统杂交动物即 F1 动物;或采用微生物控制方法而培育的无菌动物、已知菌动物或称悉生动物、无特定病原体动物。

近交系动物由于存在遗传的均质性、反应的一致性、实验结果精确可靠等优点,已被广泛用于医学科学研究的各个领域。许多突变品系动物具有与人类相似的疾病或缺损,如糖尿病伴肥胖症小鼠、自身免疫症小鼠、肌肉萎缩症小鼠、侏儒症小鼠、高血压大鼠、癫痫大鼠、骨骼硬化症小鼠、青光眼兔、脱髓鞘小鼠、少趾症小鼠等具有实验模型性状显著且稳定的特征,是研究人类这些疾病的重要实验模型和动物材料。有些突变系动物如无脾小鼠是研究中医、中药的重要动物模型,也是研究血吸虫病的良好实验材料。还有培育的供肿瘤免疫研究的突变品系小鼠,如无 T 细胞小鼠,无 B 细胞小鼠,无自然杀伤(NK)细胞小鼠,无 T、B 细胞小鼠,无 T、B、NK 细胞小鼠,无巨噬细胞小鼠等。此外,还培育了一些专供色素、代谢、皮毛、视觉和造血等特殊医学研究需要的突变品系动物。如中国地鼠易产生真性糖尿病,血糖比正常值高出 $2 \sim 8$ 倍,胰岛退化,β 细胞呈退行性变,易培育成糖尿病株,适用于糖尿病研究。

第三章

药理学实验基本知识与技能

第一节　药理学实验的基本操作技能

药理学实验的基本操作技能很多,常用的包括实验动物的捉持、称重、固定、标记和给药、麻醉、处死、解剖。实验时正确的操作既可以防止动物受损害而影响观察指标,又可防止实验人员被动物咬伤。抓取、固定动物时既要小心仔细,既不能粗暴,又要胆大敏捷,确实达到正确抓取、固定动物的目的。

一、实验动物的捉持、固定

(一)小鼠的捉持、固定

1. 单手法　小鼠置于鼠笼盖上,先用左手示指和拇指抓住鼠尾,后手掌尺侧和小指夹住鼠尾,然后左手拇指与示指捏住颈部皮肤。单手捉持,难度较大,但速度快,便于快速捉拿给药(图 3-1A、3-1B)。

2. 双手法　右手提鼠尾,将小鼠放在鼠笼盖或其他粗糙面上,向后方轻拉鼠尾,使小鼠前肢固定在粗糙面上。迅速用左手拇指和示指捏其双耳间颈背部皮肤,环指、小指和掌心夹其背部皮肤和尾部,便可将小鼠牢固捉持(图 3-1C、3-1D)。

单手捉持、固定便于进行实验动物的灌胃,皮下、肌内、腹腔注射以及其他实验操作。如进行解剖、手术、心脏采血和尾静脉注射时,则须将小鼠进行一定形式的固定,解剖、手术和心脏采血等均可使动物先取背卧位(必要时先行麻醉),再用大头针将鼠前、后肢依次固定在腊板上。尾静脉注射时,可用小鼠尾静脉注射架固定。

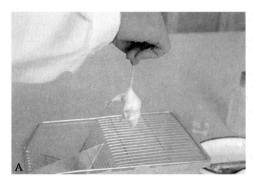
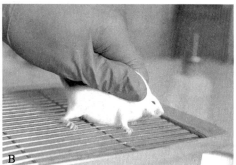

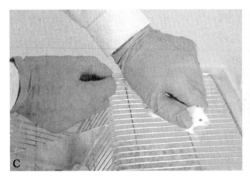
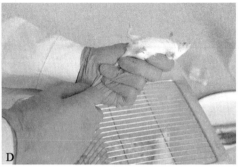

图 3-1　小鼠的捉持方法

A. 从笼具中取出；B. 单手捉持；C、D. 双手捉持

（二）大鼠的捉持、固定

大鼠的捉持和固定方法基本同小鼠，但由于大鼠体型较大，一般均采用双手捉持法。大鼠门齿较长，容易被激怒而咬人，捉拿时左手应戴防护手套，动作要轻柔，切忌粗暴或用钳子夹持。先用右手抓住鼠尾，将其放于鼠笼盖上，向后轻拉鼠尾，再用左手拇指和示指捏住头颈部皮肤，其余三指和手掌握住其背部和腹部（图 3-2）。

若做手术或解剖等，则需事先麻醉或处死大鼠，然后用细棉线绳活结缚腿，背卧位绑在大鼠固定板上；尾静脉注射时的固定同小鼠（只需将固定架改为大鼠固定盒即可）。

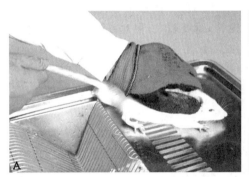
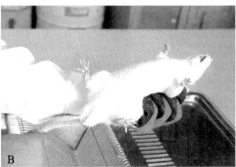
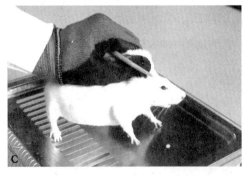

图 3-2　大鼠的捉持方法

A、B. 双手捉持；C. 单手捉持

（三）家兔的捉持、固定

一手抓住家兔颈背部皮肤，轻轻将其提起，另一手托住其臀部，使其呈坐位姿势（图 3-3）。切忌采用抓双耳或抓提腹部的方式。家兔的固定应依不同的实验需要，采用兔盒固定、兔台固定和马蹄形固定。

（1）兔盒固定适用于耳部血管注射、取血或观察耳部血管的变化等。此时可将家兔置于木制或铁皮制的兔盒内。

（2）兔台固定适用于观察血压、呼吸和进行颈、胸、腹部手术。将家兔以仰卧位固定于兔台上，四肢用粗棉绳活结绑住，拉直四肢，将绳绑在兔台四周的固定物上，头以固定夹固定或用一根粗棉绳挑过兔门齿绑在兔台铁柱上。绑两前肢时，也可以将绑两前肢的绳从背部交叉穿过，使对侧的绳压住本侧的前肢（图 3-4）。

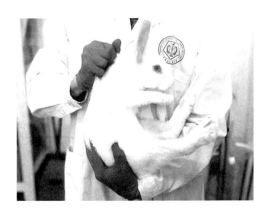

图 3-3　家兔的捉持方法

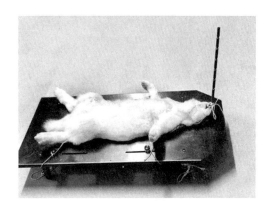

图 3-4　兔台固定

（3）马蹄形固定多用于腰背部，尤其是颅脑部位的实验，固定时先剪去两侧眼眶下部的毛皮，暴露颧骨突起，调节固定器两端钉形金属棒。使其正好嵌在突起下方的凹处，然后在适当的高度固定金属棒。采用马蹄形固定可使兔取背卧位和腹卧位，这也是实验中常采用的固定方法。

（四）豚鼠的捉持、固定

豚鼠性情温和，一般不咬人。捉持时一手拇指和中指从豚鼠背部伸到腋下，另一只手托住其臀部即可。个体小的可用一只手捉持。

固定的方式基本同大鼠。

（五）犬的捉持、固定

对驯服犬，可用特制嘴套将犬嘴套住，并将嘴套上的绳带拉至耳后颈部打结固定。对凶暴的犬，用长柄捕犬夹钳住其颈部，再用嘴套将犬嘴套住。如无嘴套，可用布带绑嘴，方法是用布带迅速兜住狗的下颌，绕到上颌打一个结，再绕回下颌下打第二个结，然后将布带引至头后颈项部打第三个结，并多系一个活结（以备麻醉后解脱）。注意捆绑松紧度要适宜。

进行实验时，通常将犬麻醉后仰卧位固定于手术台上。四肢拴上绳带，拉紧固定在手术台边缘的楔子上。取下嘴套或绳带，将一金属棒经两嘴角穿过口腔压在舌上，并将舌拉出口腔，再用绳带绕过金属棒绑嘴并固定于手术台的柱子上。

（六）蛙和蟾蜍的捉持、固定

用左手握持蛙或蟾蜍，以示指和中指夹住一侧前肢，拇指压住另一侧前肢，右手协助把后肢拉直，左手的环指和小指将其压住固定。抓取蟾蜍时，切勿挤压两侧耳部突起的毒腺，以免蟾蜍将毒液喷出，射入眼中。

需要长时间固定时，可将蟾蜍麻醉或毁髓后，用大头针钉在蛙板上。

二、实验动物的称重

实验动物的称重应选用适宜的天平或动物秤(图3-5)。大鼠和小鼠常采用小型动物秤或者电子天平称重；家兔一般采用婴儿秤进行称重，称重时以克为单位，保留到小数点后一位。动物秤上放置大烧杯或者不锈钢小盆等容器进行称重，但是要注意去除容器的重量。为防止大鼠、小鼠乱跑导致数据出错，可以在称重后按照标记，将动物体重记录在动物体重表中。

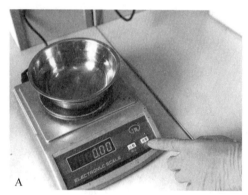 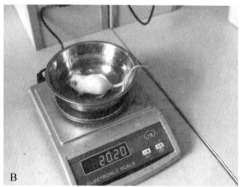

图 3-5　实验动物的称重方法
A. 去除容器的重量；B. 实验动物的称重

三、实验动物的标记

药理学实验中常用多只动物同时进行实验，为避免混乱应将动物进行编号。常用的方法有染色法、耳缘剪孔法、烙印法和号牌法等。一般编号应具有清晰易辨、简便耐久的特点。

染色法是实验室中最常使用的标记方法，也很方便。经常应用的涂染化学药品有以下几种。

涂染红色：0.5%中性红或品红溶液。

涂染黄色：3%～5%苦味酸溶液，最常用。

涂染黑色：煤焦油的乙醇溶液。

涂染咖啡：2%硝酸银溶液。

标号时用毛笔或棉签蘸取上述溶液，在动物体表的不同部位涂上斑点，以示不同号码。编号以右前肢为1号、左前肢为2号、左后肢为3号、右后肢为4号、头部为5号、臀部为10号(图3-6)。若标号为其他数字时，如7号，则同时标记头部和左前肢。

该方法对于实验周期短的实验动物较合适，随着时间延长染料易褪色；染色法对于哺乳期的仔畜也不适合，因母畜容易咬死仔畜或把染料舔掉。

另有烙印法、耳缘剪孔法、针刺法、号牌法等方法。但由于此类方法对动物有损伤,故不常使用,文中不再一一介绍。

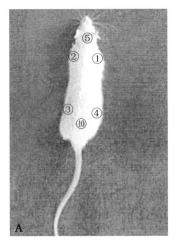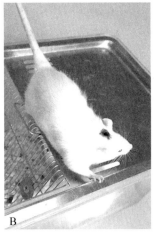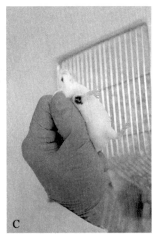

图 3-6　小鼠染色标记法

四、实验动物的给药方法

给药的途径和方法多种多样,可根据实验目的、实验动物种类和药物剂型等情况确定。

(一)经口给药

1. 灌胃给药

(1)定义:使用特制的灌胃针头,插入动物的口腔和食管,用注射器将配制好的药液直接灌入动物胃中的实验操作过程。此法给药剂量准确,适用于给小鼠、大鼠、家兔等灌胃。

(2)操作步骤。

1)小鼠灌胃。左手抓住小鼠背部及头颈部皮肤将其固定,保持头部和颈部在一条直线,右手持注射器将小鼠灌胃针头沿着右口角进针,再顺着食管方向插入,一般灌胃针插入深度为3~4cm。并将药液推入小鼠胃中(图 3-7)。

2)大鼠灌胃。左手抓住大鼠背部及头部皮肤将其固定,保持头部和颈部在一条直线,右手持注射器将大鼠灌胃针头沿着右口角进针,再顺着食管方向插入,一般灌胃针插入深度 4~6cm。将药液推入大鼠胃中(图 3-8)。

3)家兔灌胃。需两人合作。一人左手握住家兔双耳,先将家兔固定(可使用兔盒),右手将特制的扩口器放入家兔嘴中,扩口器可用木料制成长方形,长 10~15cm,粗细应适合家兔嘴,在 1.5~2cm,中间钻一小孔,孔的直径为 0.5~0.8cm,灌胃时将扩口器放于上述家兔上下门牙之后,并用手固定;另一人将带有弹性的橡皮导管(如导尿管),经扩口器上的小圆孔插入,沿咽后壁插入食管,此时应检查导管是否正确插入食管,可将导管外口置于一盛水的烧杯中,如不冒出气泡,即认为此导管是在食管中,未误入气管,即可将药液灌入。也可使用类似大鼠灌胃针的硬质灌胃导管,由一人操作,使用兔盒,单手握住家兔双耳固定家兔头部后,经口直接插入食管(图 3-9)。

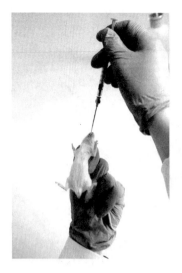

图 3-7　小鼠灌胃

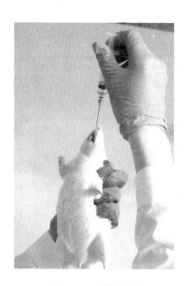

图 3-8　大鼠灌胃

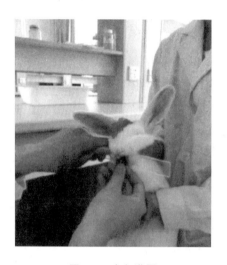

图 3-9　家兔灌胃

（3）注意事项。

1）动物要固定好，颈部皮肤放松，头部和颈部保持平齐，口和食管在一条线上，贴着上腭进针。

2）保证进针方向正确，一定要沿着右口角进针，再顺着食管方向插入食管内，如果用灌胃针使大鼠头部后仰进针会更顺利，决不可进针不顺，强硬向里插，否则会注入肺内或者刺穿相邻组织，造成动物受伤或死亡。

3）大鼠一次给药量 1～2ml/100g 体重，小鼠一次给药量 0.1～0.4ml/10g 体重，不要超量灌胃。

4）灌胃针前部弯曲一下更容易灌胃操作。

5）注药前应回抽注射器，证明未插入气管（无空气逆流）方可注入药液。

2. 其他方式经口给药

(1)定义:在给予片剂、丸剂、胶囊剂时,对于犬等较大动物可直接将药物放入动物口中使其自然吞咽的操作过程。

(2)操作步骤:操作者将药物用镊子或手指送到动物舌根处,迅速关闭口腔,将头部稍稍抬高,使其自然吞咽。

(3)注意事项。

1)操作人员动作应轻柔熟练,以免动物受伤。

2)给药完毕应检查动物口腔,确保药物已被服下。

3)也可以将药物掺入饲料、饮水中给药,但必须有方法保证药物按固定剂量全部被动物摄入,否则此种方法不应被采用。

(二)注射给药

1. 腹腔注射给药

(1)定义:将一定量药液通过注射的方式注入实验动物腹腔的方法。

(2)操作步骤。

1)小鼠腹腔注射给药。以左手抓住小鼠颈背部皮肤,固定动物并使其腹部向上,右手将注射针头于左(或右)下腹部刺入,进针角度与皮肤成 $30°\sim45°$,穿过腹肌,回抽有负压,无肠液、尿液、血液后,缓缓注入药液,为避免伤及内脏,可使动物处于头低位,使内脏移向上腹(图 3-10)。

2)大鼠腹腔注射给药。用大鼠做实验时,操作方法同小鼠。

若两人合作,可由一人抓住大鼠颈背部皮肤并协助固定大鼠尾巴。另一人一手拉伸大鼠一侧后肢,一手持注射器将注射针头于左(或右)下腹部刺入,进针角度与皮肤成 $30°\sim45°$,穿过腹肌,回抽有负压,无肠液、尿液、血液后,缓缓注入药液(图 3-11)。

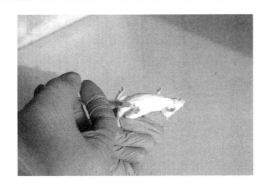

图 3-10　小鼠腹腔注射方法

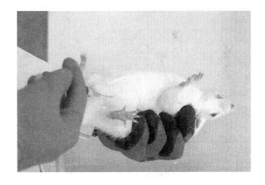

图 3-11　大鼠腹腔注射方法

(3)注意事项。

1)实验动物应保持头向下 45°的位置(使肠等脏器向头部移动以防止扎到脏器)再将针刺入腹腔,并且应尽量在小鼠或大鼠的左侧腹部进针(避开右侧肝脏等重要器官),避免扎到腹腔内的组织器官。

2)针头穿过腹肌时有落空感。如有回血或回抽时有肠液、尿液,需更换注射角度。

3)对于体重较小的大鼠,腹腔注射时针头可以在腹部皮下穿行一小段距离,最好是从腹部一侧进针,穿过腹中线后在腹部的另一侧进入腹腔。

4)注射完药物后,缓缓拔出针头,并轻微旋转针头,防止漏液。

2. **静脉注射给药**

(1)定义:把血液、药液、营养液等液体物质用注射器直接注射到实验动物静脉中的方法。

(2)操作步骤。

1)小鼠尾静脉注射给药。小鼠有3根尾静脉,左右两侧及背侧各一根,左右两侧尾静脉比较容易固定,因此多采用两侧的尾静脉注射给药,背侧的一根尾静脉也可采用,但位置不如两侧的容易固定。操作时先将动物固定在鼠筒内或扣在烧杯中,使尾巴露出,以便进行操作,将尾部用45~50℃的温水浸润半分钟或用乙醇擦拭使血管扩张,并使表皮角质软化,以左手拇指和示指捏住并拉直鼠尾,并用示指第二节从下面托起注射部位,右手持注射器连4号或4.5号针头,使针头与静脉平行(小于30°),从尾下1/4处(距尾尖2~3cm)进针,此处皮肤较薄易于刺入,先缓注少量药液,如无阻力,表示针头已进入静脉,可继续注入(图3-12)。注射完毕后可用拇指和示指捏住注射部位近心端止血。

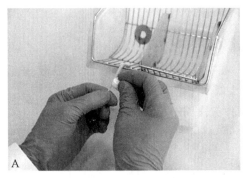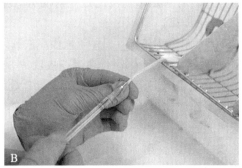

图 3-12 小鼠尾静脉注射方法

2)大鼠尾静脉注射给药。大鼠尾静脉解剖位置与小鼠相同,也有3根,只是鳞片角质层较厚,故将大鼠固定后,常用45~50℃的温水浸润尾部并用乙醇擦拭使皮肤软化、血管扩张,以左手拇指和示指捏住并拉直鼠尾,并用示指第二节从下面托起注射部位,右手持注射器连4号或4.5号针头,使针头与静脉平行(小于30°),从尾下1/4处(距尾尖2~3cm)进针,此处皮肤较薄易于刺入,先缓注少量药液,如无阻力,表示针头已进入静脉,可继续注入。注射完毕后可用拇指和示指捏住注射部位近心端止血。

3)家兔耳缘静脉注射给药。兔耳部血管分布清晰。兔耳中央的为动脉,耳外缘处为静脉。内缘静脉深不易固定,故不用。常用表浅易固定的外缘静脉。先拔去注射部位的被毛,用手指弹动或轻揉兔耳,使静脉充盈,左手示指和中指夹住静脉的近端,拇指绷紧静脉的远端,环指及小指垫在下面,右手持注射器连6号针头尽量从静脉的远端刺入,移动拇指于针头上以固定针头,放开示指和中指,将药液注入(图3-13),然后拔出针头,用手压迫针孔片刻。

(3)注意事项。

1)如针头准确进入血管内,可见药液顺血管注入体内,且注射时阻力小,无局部肿胀。

2)尾静脉注射时,动物固定要尽量减少尾巴的移动;如需反复注射,应尽可能从末端开始,然后向尾根部方向移动注射。

3)静脉注射最好选用新的注射针头,针头变钝或起毛刺须及时更换。

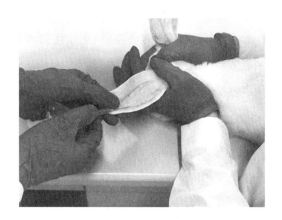

图 3-13　家兔耳缘静脉注射方法

3. 皮下注射给药

(1)定义:将药液用注射器注入动物皮下组织的方法。

(2)操作步骤。

1)小鼠皮下注射给药。例如,背部皮下给药时以左手拇指和示指提起小鼠颈背部皮肤,右手将连有针头的注射器刺入皮下,注入药液(图 3-14)。

2)大鼠皮下注射给药。操作方法同小鼠皮下注射,也可用左手将大鼠按在桌面上,以左手拇指和示指提起大鼠颈背部皮肤,右手将连有针头的注射器刺入皮下,注入药液。

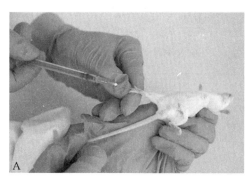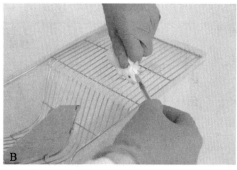

图 3-14　小鼠皮下注射给药方法

A. 足趾部皮下给药;B. 背部皮下给药

(3)注意事项

1)拔针时,需轻按针孔片刻,以防药液逸出。

2)入针角度要水平,勿扎伤手指或刺入肌层。

4. 肌内注射给药

(1)定义:将一定量药液通过注射器注入实验动物肌肉组织的方法。

(2)操作步骤。肌内注射应选肌肉发达、无大血管通过的部位。注射时针头垂直迅速刺入肌肉,并回抽针栓,如无回血,即可进行注射。给小鼠、大鼠等小动物肌内注射时,用左手抓住鼠颈背部皮肤,右手持连有针头的注射器,将针头刺入大腿外侧肌肉,注入药液。

若两人合作,可由一人捉持动物,一人拉伸动物后腿,进行肌内注射(图 3-15)。

(3)注意事项。如有回血,说明注射部位有血管,应更换注射部位。

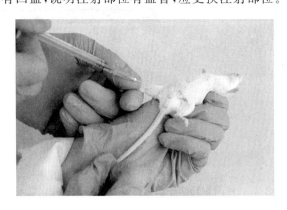

图 3-15　肌内注射给药

(三)实验动物的常用给药体积

各种给药途径的最大给药体积,取决于实验动物种属和制剂性质。一般推荐最大给药体积见表 3-1。

表 3-1　各种给药途径的给药体积及可能的最大给药体积

(欧洲联盟欧洲制药工业协会联合会,2000)

动物种属	给药途径与体积(ml/kg,毫升/部位[b])[d]					
	口服	皮下注射[a]	腹腔注射	肌内注射[a]	静脉注射(单次)	静脉注射(缓慢注射)
小鼠	10(50)	10(40)	20(80)	0.05[b](0.1)[b]	5	(25)
大鼠	10(40)	5(10)	10(20)	0.1[b](0.2)[b]	5	(20)
家兔	10(15)	1(2)	5(20)	0.25(0.5)	2	(10)
犬	5(15)	1(2)	1(20)	0.25(0.5)	2.5	(5)
猴	5(15)	2(5)	[c](10)	0.25(0.5)	2	[c]
小型猪	10(15)	1(2)	1(20)	0.25(0.5)	2.5	(5)

注:a. 给非水溶液后,确定再次给药时间时应考虑前次药物是否已被吸收。肌内注射每天不能超过 2 次。皮下注射每天限制在 2~3 个部位,前述皮下注射部位,不包括弗氏佐剂的使用。b. 每个部位毫升数。c. 无数据。d. 每一栏内有两组数字,左边的数字代表的是指导原则中适用于单次或多次给药时的给药体积。右边括号内的数字代表的是可能的最大给药体积。如果超过这个给药体积将会导致动物权益与实验的科学性之间产生矛盾。在某些情况下,给药体积要与药典的要求相适应。

特殊给药途径每次的给药体积(英国药业会,1995):每眼 0.01ml;直肠 0.5ml/kg;阴道,大鼠 0.2ml、兔 1ml;吸入 2mg/L;鼻,猴或犬每鼻孔 0.1ml。

五、实验动物的常用麻醉方法

麻醉的基本任务是消除实验过程中产生的疼痛和不适感觉,保障实验动物的安全,使动物在实验中服从操作,确保实验顺利进行。

(一)常用麻醉剂及其特点

1. 乙醚　乙醚吸入法是最常用的麻醉方法,各种动物都可应用。其麻醉剂量和致死剂量相差较大,所以安全度高,动物麻醉深度易于掌握,而且麻醉后苏醒较快。缺点是乙醚局部刺激作用大,可刺激上呼吸道黏液分泌增加;通过神经反射还可扰乱呼吸、血压和心脏的活动,并且容易引起窒息,需要专人负责管理麻醉。针对在麻醉初期出现的强烈兴奋现象,可以在麻醉前给予一定量的吗啡和阿托品(基础麻醉)。由于乙醚燃点很低,遇火极易燃烧,所以在使用时,一定要远离火源。

2. 水合氯醛　有穿透性的臭味及腐蚀性苦味。其溶解度较小,常配成1%左右水溶液。使用前先在水浴锅中加热,促其溶解,但加热温度不宜过高,以免影响药效。水合氯醛一次注射的麻醉时间为2小时左右。使用剂量及方法:犬、猫静脉注射80～100mg/kg体重,腹腔注射100～150mg/kg体重;兔直肠灌注180mg/kg体重,静脉注射50～75mg/kg体重;大鼠、小鼠腹腔注射350mg/kg体重。水合氯醛对脑细胞有影响,需慎用,另外,其麻醉较浅,对肌肉的松弛效果不好。

3. 乌拉坦(氨基甲酸乙酯)　此药是比较温和的麻醉药,安全度高。多数动物都可以使用,更适用于小动物。主要用于大鼠、小鼠和兔的麻醉,麻醉时多采用腹腔注射,兔也可采用耳缘静脉注射。乌拉坦肌肉松弛效果较好,一般用于基础麻醉,可以用于深度麻醉,如实验全部过程都用此药麻醉时,动物保温尤为重要。与水合氯醛按1:1合并麻醉效果更好。缺点是该药可致癌,大型动物应用后不可食用。

4. 戊巴比妥钠　此药麻醉时间较短,一次给药的有效时间一般为2～4小时,应用广泛。用时配成1%～3%盐水溶液,必要时可加温溶解,配好的药液在常温下放置1～2个月不失效。静脉或腹腔注射后很快就进入麻醉期,使用剂量及方法:犬、猫、兔静脉注射30～35mg/kg体重,大鼠、小鼠腹腔注射40～45mg/kg体重。戊巴比妥钠是大鼠、小鼠手术的常用麻醉剂,但对大鼠、小鼠的循环和呼吸系统无显著抑制作用,对肌肉的松弛效果中等。对于一些动物缺氧的实验,要慎重使用。戊巴比妥钠容易导致动物死亡,要注意手术过程中的保温。

5. 其他常用麻醉剂

(1)苯巴比妥钠。此药麻醉时间为3～6小时。通常在实验前0.5～1小时用药。使用剂量及方法:犬腹腔注射80～100mg/kg体重,静脉注射70～120mg/kg体重(一般每千克体重给70～80mg即可麻醉,但有的动物要100～120mg才能麻醉,具体用量可根据不同动物的敏感性而定);兔腹腔注射150～200mg/kg体重。高剂量苯巴比妥钠对动物呼吸有明显抑制,一般不用于大鼠、小鼠实验。

(2)硫喷妥钠。其水溶液不稳定,须现用现配,常用浓度为1%～5%。此药静脉注射时,由于药液迅速进入脑组织,故诱导快,动物很快被麻醉,但苏醒也很快,一次给药的麻醉有效时间仅维持0.25～0.5小时。在时间较长的实验过程中,可重复注射,以维持一定的麻醉深度。此药对呼吸有一定抑制作用,由于其抑制交感神经作用较副交感神经强,常有喉头痉挛,因此,必须缓慢注射。

(3)氯胺酮。俗称 K 粉,注射液用于麻醉,具有作用快、持续时间短的特点。静脉或肌内注射后,很快麻醉,但维持时间较短,一般仅 10～20 分钟,镇痛效果好,不抑制牵张反射,肌肉松弛较好。一般说来,该药不适合单独用于犬的麻醉,因其可明显抑制犬的呼吸并常使犬出现强直性痉挛,有时甚至在麻醉后的 2 天内都有痉挛的现象发生。氯胺酮对小动物呼吸抑制严重,一般不用于大鼠、小鼠、兔等动物。

(4)α-氯醛糖。麻醉可维持 3～4 小时。配成 1%～2% 溶液(可加热助溶,但不可煮沸)使用。本药安全度高,能导致持久的浅麻醉。不干扰呼吸和心脏反射,对自主神经中枢无明显抑制作用,对痛觉的影响也小。

(二)各种实验动物常用麻醉方法及剂量

1. 全身麻醉　麻醉药经呼吸道吸入或静脉、肌内注射,产生中枢神经系统抑制,出现神志消失、全身无痛感、肌肉松弛和反射抑制等现象,这种麻醉方法称为全身麻醉。其特点为抑制深浅与药物在血液内的浓度有关,当麻醉药从体内排出或在体内代谢破坏后,动物逐渐清醒,不留后遗症。

(1)吸入麻醉法。吸入麻醉是使挥发性麻醉药或气体的麻醉药经过动物的呼吸道进入体内产生麻醉的效果。常用的有乙醚、氯仿、氟烷、甲氧氟烷等,其中乙醚使用最为广泛。

大鼠、小鼠、豚鼠的乙醚麻醉:将含有乙醚的棉球或纱布放在大烧杯中,将动物放入烧杯中,封口。开始动物自主活动,不久动物出现异常兴奋,不停地挣扎,渐渐地动物由兴奋转为抑制,倒下不动,呼吸变慢。如动物四肢紧张度明显减低,角膜反射迟钝,皮肤痛觉消失,则表示动物已进入麻醉状态,即可取出动物进行实验。在实验过程中应随时观察动物的变化,如动物麻醉变浅,可用装有浸润乙醚棉球的小烧杯放在动物鼻部,以维持麻醉的时间与深度。

猫、兔的乙醚麻醉:将动物放进内装含有乙醚的棉球或纱布的麻醉瓶中,封口。经过 1～2 分钟,从动物后腿开始逐渐出现麻痹现象,而后失去运动能力,表明动物进入麻醉状态。4～6 分钟后可以将动物麻醉,如观察到动物倾斜不能站立、跌倒时,说明动物已经深度麻醉,立即取出动物,这时动物肌肉松弛、四肢紧张度降低,角膜反射迟钝,皮肤痛觉消失,可进行实验。

犬的乙醚麻醉:首先将犬用绳子绑定,根据犬的大小选择适合的麻醉口罩,将纱布或棉球放到口罩内,加入乙醚。一人固定犬的前后肢,另一人用膝盖顶住犬的胸颈处,一手捏住头颈(注意力量,防止窒息),将口罩套在犬嘴上。开始时乙醚用量可大一些,之后逐渐减少。犬开始兴奋后出现挣扎、呼吸不规则现象,而后呼吸逐渐平稳,肌肉紧张度逐渐消失,角膜反射迟钝,对皮肤刺激无反应,此时可开始实验。乙醚吸入后如果动物出现窒息应暂停吸入乙醚,等呼吸恢复后再继续吸入。随着吸入乙醚麻醉的加深,犬的呼吸加深,肌肉紧张度增加,可能会出现窒息。预防方法:在犬每吸入数次乙醚后,取下口罩,让其呼吸一次新鲜空气。

(2)注射麻醉法。该方法是一种简单方便、能够让动物很快进入麻醉期,而且没有明显的兴奋期的麻醉方法。一般采用注射的方法,包括静脉注射、肌内注射、腹腔注射等。腹腔给药麻醉多用于较小动物的麻醉,如小鼠、大鼠、沙鼠、豚鼠等,注射部位约在腹部后 1/3 处略靠外侧(避开肝脏、膀胱)。静脉注射、肌内注射主要用于较大的动物的麻醉,如兔、猫、猪、犬等。兔、猫、猪由耳缘静脉注射,犬由后肢静脉注射,小鼠、大鼠由尾静脉注射。肌内注射部位多选择臀部。

动物注射麻醉药后约几分钟倒下,全身无力,反应消失,表明已经达到适宜的麻醉效果,是手术最佳的时间。接近苏醒时,动物的四肢开始抖动,此时如果手术没有结束可采用乙醚麻醉。在手术过程中如果发现动物抽搐、排尿,说明动物麻醉过深,是死亡的前兆,应立即进行急救。实验动物注射用麻醉药的用法及剂量如下(表3-2)。

表 3-2　注射用麻醉药的用法及剂量

麻醉药	动物	给药途径	药液浓度	剂量(mg/kg)	维持时间(小时)
戊巴比妥钠	犬、兔、猫	iv ip	3%	30	1～4
	鼠	ip	3%	45	1～2
苯巴比妥	犬、猫	iv ip	10%	80～100	3～6
	兔	iv ip	10%	100～150	3～6
硫喷妥钠	犬、猫	iv ip	2.5%～5%	20～50	0.25～0.5
	兔、鼠	ip	2.5%～5%	50～80	0.25～0.5
乌拉坦	犬、兔	iv ip	10%	1000	2～4
	鼠	ip	10%	1300	2～4
氯醛糖	犬、猫	iv ip	2%	50～80	5～6
	兔、鼠	iv ip	2%	50～80	5～6
氯-乌合剂	猫、兔	iv ip		氯60、乌420	5～6
Dial 1-乌合剂	猫、兔、鼠	iv ip		Dial 170、乌280	3～5

注:iv. 静脉注射;ip. 腹腔注射。

2. **局部麻醉**　局部麻醉的方法常采用的是浸润麻醉。浸润麻醉时,将麻醉药注射在皮肤、皮下组织或手术视野深部组织,以阻断用药局部的神经传导,使其痛觉消失。进行局部麻醉时,应首先将动物固定好,然后在实验操作的局部区域,用皮试针头做皮内注射,形成橘皮样皮丘。然后换成局麻长针头,由皮点进针,放射到皮点周围继续注射,直到要求麻醉区域的皮肤都浸润到为止。可以根据实验操作要求的深度按照皮下、筋膜、肌肉、腹膜或骨膜的顺序,依次注入麻醉药,以达到麻醉神经末梢的目的。一般应用 0.5%～1.0% 盐酸普鲁卡因注射。黏膜表面麻醉宜用 2% 盐酸可卡因。

3. **麻醉注意事项**　麻醉前动物应禁食,大动物禁食 10～12 小时;用犬做长时间的实验(1小时以上)时应灌肠,排除粪便;深度麻醉应准备急救器材、药品;准确计算麻醉药的剂量和浓度。

麻醉时注意:静脉注射 2/3 剂量后必须放缓给药速度,同时观察肌肉紧张度、角膜反射、翻正反射、呼吸状态和对皮肤夹捏的反应,当这些活动明显减弱或消失时,立即停止注射。

麻醉后注意:采取保温措施。麻醉期间,动物的体温调节功能往往受到抑制,出现体温下降,可影响实验的准确性。此时常需采取保温措施。保温的方法有,实验桌内装灯、电褥、台灯照射等。无论用哪种方法加温都应根据动物的体温而定。常用实验动物正常体温:猫(38.6±1.0)℃,兔(38.4±1.0)℃,大鼠(39.3±0.5)℃。在寒冷冬季,做慢性实验时,麻醉药在注射前应加热至动物体温水平。

六、实验动物常见的处死方法

实验动物的处死方法很多,应根据动物实验目的、实验动物品种(品系)以及需要采集标本的部位等因素,选择不同的处死方法。无论采用哪一种方法,都应遵循安乐死的原则。安乐死是指在不影响动物实验结果的前提下,使实验动物短时间无痛苦地死亡。处死实验动物时应注意,首先要保证实验人员的安全;其次通过对呼吸、心跳、瞳孔反射、神经反射等指征的观察,对实验动物是否已经死亡做出综合判断;再者要注意环保,避免污染环境,还要妥善处理好动物尸体。常用注射过量的麻醉药安乐死或者颈椎脱臼处死的方法。

1. 过量麻醉安乐死法　快速过量注射非挥发性麻醉药(投药量为深麻醉时的 30 倍),或让动物吸入过量的乙醚,使实验动物中枢神经经过过度抑制,导致死亡。

2. 颈椎脱臼处死法　将实验动物的颈椎脱臼,断离脊髓致死,为大鼠、小鼠最常用的处死方法。操作时实验人员用右手抓住鼠尾根部并将其提起,放在鼠笼盖或其他粗糙面上,用左手拇指、示指用力向下按压鼠头及颈部,右手抓住鼠尾根部用力拉向后上方,造成颈椎脱臼,脊髓与脑干断离,实验动物立即死亡。

七、实验动物的血液、尿液、粪便的采集,脏器的取样及处理

(一)血液的采集

在药理与中药药理学实验中,常需要采集实验动物的血液,用于常规检验或生化及化学分析,因此,必须掌握正确的采血技术,一次采血过多或连续多次采血都可影响动物健康,造成贫血或导致死亡,须予以注意。

1. 小鼠、大鼠的采血法

(1)剪尾采血。需血量很少时常用本法。动物麻醉后,将尾尖剪去约 5mm,从尾根部向尾尖部按摩,血自尾尖流出,若事先将鼠尾浸入 45℃ 水中数分钟,使尾部血管充盈,可采到较多的血。取血后用棉球压迫止血。此法可反复多次取血,小鼠每次可取 0.1ml,大鼠可取 0.3~0.5ml。如不麻醉,应将动物装入固定筒内,按上法操作取血。

(2)眼眶后静脉丛采血。取长 7~10cm 的玻璃毛细管(内径约 1mm),一端渐扩大呈喇叭形,将其尖端折断,使其断端锋利。预先将玻璃管浸入 1% 肝素溶液,取出干燥。采血时,左手(拇指及示指)抓住鼠两耳之间的皮肤,使鼠头部固定,并轻轻压迫颈部两侧,阻碍头部静脉血液回流,使眼球充分外突。右手持毛细管或配有磨钝的 7 号针头的 1ml 注射器,沿内眦眼眶后壁向喉头方向刺入,小鼠刺入 2~3mm,大鼠刺入 4~5mm。稍旋转毛细管,血液即流入其中。取血完毕拔出毛细管,左手放松出血即停止。

(3)眶动脉和眶静脉采血(也称摘眼球采血)。左手固定动物,压迫眼球使其尽量突出,右手用镊子或止血钳迅速摘除眼球,眼眶内很快流出血液。此法采血量较多,一般只适用于一次性采血(图 3-16)。

(4)股静脉或股动脉采血。麻醉动物背位固定,切开左或右腹股沟的皮肤,做股静脉或股动脉分离手术。注射针头(7 号或 8 号)刺入血管抽血。若需要连续多次取血,则针刺采血部位应尽量靠近远心端。

(5)断头取血。剪掉鼠头,立即将鼠颈朝下,提起动物,将血滴入备好的容器中。

(6)腹主动脉采血法。用乙醚将大鼠麻醉后,鼠头向上,将四肢伸展开,固定在一块倾斜30°左右的木板上。采血部位"V"形剪开大鼠腹部皮肤,暴露内脏,用小滤纸片轻轻地将肠管及脂肪推向鼠左侧腹部,在脊柱前可见到两条较大的血管,靠右侧的一条颜色稍发灰色的壁厚的就是腹主动脉。为了便于观察采血量,将鼠按逆时针方向转动 90°(左手进针时顺时针转90°)取头部向左横仰卧位。进针时将采血针装好,针尖端向上,在髂总动脉分支前方进针、沿

着腹主动脉向心性缓慢向前移动,针尖插入深一些,防止刺破血管壁。将所需不同检测血样的真空采血管向内有针头的套筒里缓慢地用力推,使采血针刺入真空采血管,当采集的血液超过所要求的刻度时就可以将采血管拔掉。

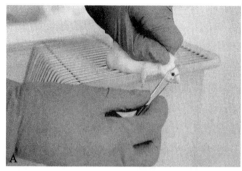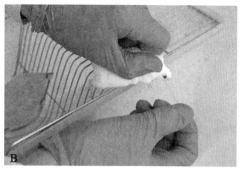

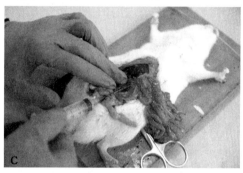

图 3-16 动物采血方法
A. 摘眼球采血;B. 眶静脉丛采血;C. 腹主动脉采血

2. 家兔的采血法

(1)耳缘静脉采血。将家兔固定,选好耳缘静脉,拔去被毛,用电灯照射或用二甲苯棉球涂擦耳郭,使血管扩张,再用乙醇将二甲苯拭净。术者持粗针头从耳尖部血管,逆回流方向刺入静脉内取血,或用刀片切开静脉,血液自动流出,取血后棉球压迫止血,取血量 2～3ml。压住侧支静脉,血液更容易流出;取血前耳缘部涂擦液体石蜡,可防止血液凝固。

(2)心脏取血法。将家兔固定于兔台上,或由助手在坐位将家兔以站立位固定,剪去胸部被毛,常规消毒。术者在胸骨左侧第 3～4 肋间摸到心尖搏动,以搏动最明显处作为穿刺点;右手持注射器,将针头插入肋间隙,在左手触摸到搏动的配合下,垂直刺入心脏,当持针手感到心脏搏动时,再稍刺入即到达心腔。每次抽血量 20～25ml。针头宜直入直出,不可在胸腔内左右探索。拔针后棉球压迫止血。

此外,可以采取耳中央动脉取血法、股动脉采血、后肢胫部皮下静脉取血法等采血方法。

3. 豚鼠的采血法 常用心脏取血法,豚鼠心脏取血法与家兔基本相同。取血量可根据需要,采集部分血 5～7ml,采集全部血 15～20ml。

4. 犬的采血法

(1)后肢外侧小隐静脉和前肢内侧皮下头静脉取血法。后肢外侧小隐静脉位于后肢胫部下 1/3 的外侧浅表的皮下,由前侧方向后走行。剪去局部被毛,用碘酒和乙醇消毒皮肤。助手握紧犬的腿,使皮下静脉充盈。术者按常规穿刺即可抽出血液。

前肢内侧皮下头静脉位于犬前爪上方背侧的正前方,采血方法基本与后肢外侧小隐静脉采血法相同。一只犬一般采 10～20ml 血并不困难。

(2)心脏取血法。本法最好在麻醉下进行,驯服的犬也可不麻醉。将犬固定在手术台上,前肢向背侧方向固定,暴露胸部,将左侧第 3～5 肋间的被毛剪去,用碘酒和乙醇消毒皮肤。采血者用左手触摸左侧第 3～5 肋间处,选择心搏最明显处穿刺。一般选择胸骨左缘外 1cm 第 4 肋间处。由上述部位进针,并向动物背侧方向垂直刺入心脏。采血者可随针接触心搏的感觉,随时调整刺入方向和浓度,摆动的角度尽量小,避免对心肌损伤过重或造成胸腔大出血。当针头正确刺入心脏时,血即可进入注射器,可抽取多量血液。

(3)颈静脉取血法。犬以侧卧位固定,剪去颈部背毛,常规消毒。助手拉直犬的颈部,使头尽量后仰。术者左手拇指压住颈静脉入胸腔处,使颈静脉怒张。右手持注射器,针头与血管平行,从远心端刺入血管。颈静脉在皮下易滑动,穿刺时要拉紧皮肤,固定好血管。取血后棉球压迫止血。

(4)股动脉取血法。麻醉犬或清醒犬背位固定于手术台上。助手将犬后肢向外拉直,暴露腹股沟,剪去被毛,常规消毒。术者左手示指与中指触摸动脉搏动部位,并固定好血管;右手持注射器,针头与皮肤成 45°,由动脉搏动最明显处直接刺入血管,抽取所需血液量。取血后需较长时间压迫止血。

(二)采集血液时的注意事项及具体操作

为了避免溶血,血液存放的容器(如试管)必须清洁无菌;血清未分离前,血样应避免震荡,血液凝固后方可转移至冷藏箱,送往实验室。同时,应注意消毒采血部位后,要等乙醇挥发干后才能采血。偶尔也会遇到采集的血液离心后呈胶冻状,这是由于血液中的纤维蛋白原不能完全参与凝血,血清变为胶冻状的纤维蛋白凝块。造成此现象的原因可能是采血时动物刚进食不久,饮水过少,或者脂肪堆积过多,以及血液静置时间不够,血液纤维蛋白收缩不完全就离心。要避免此种现象,建议空腹采血,采血后静置时间充足。出现这种情况时,也可用灭菌的针头或移液枪枪头将胶冻物挑出,再离心或静止也能提取出少量血清。

采集的血样经分装密封后做好标记,立即 4℃ 冷藏送往实验室。由于不同温度下血液样品保存时间长短不同,应根据实验时间的安排选择恰当的保存条件。病毒检测样品在 −20℃ 以下保存。细菌检测样品在 4℃ 保存,不宜冷冻。一般情况下,20～25℃ 血液样品的保存时间不超过 8 小时;4℃ 全血或血浆的保存时间不超过 48 小时,血清的保存不超过 1 周。血液样品如需长时间保存,应采集完毕后立即 −40℃ 快速冷冻后再转移到 −20℃ 或 −70℃ 下保存,均不可超过 3 个月。为了保证检验结果的准确性,各类血液样品解冻时应先放置在 4℃ 条件下溶解 1 天,再移入室温环境,切忌反复冻融。

1. **抗凝血的制备**　抗凝血常用于细菌学或病毒学的样品检验。采血前,应预先在真空采血管或其他容器内按比例加抗凝剂润湿内壁,并放置在 45～60℃ 干燥箱中烘干备用。常用的抗凝剂有 0.1% 肝素或 3.8% 枸橼酸钠,每 10ml 血液需要抗凝剂的量为 1ml。也可直接购买真空抗凝试管。血液注入容器后,立即轻轻摇动试管,使血液和抗凝剂混匀。这样的抗凝血即为全血。抗凝血如经过静置或每分钟 2000～3000 转离心 10 分钟(血样采集后半小时之内进行)使血细胞下沉,其上清液即为血浆。

2. **非抗凝血的制备**　即不加抗凝剂采血,等血液凝固后析出的血清常用于血清学试验检测。血清的制备方法如下，首先是将血液在室温（20～25℃）下倾斜 45°～60°放置 2～3 小时，血清将自然析出；或将血液在室温下倾斜静置半小时以上，每分钟 2000～3000 转低速离心 10 分钟；也可将凝固的血液倾斜放置于 4℃ 冰箱约 1 小时，然后每分钟 3000～4000 转离心 3～5 分钟。如果是用一次性注射器采血分离血清，应将针芯后拉抽入少量空气，便于凝血。

3. 去纤维血的制备　指血液凝固后，在血浆中除去纤维蛋白分离出的淡黄色透明液体或指纤维蛋白已被除去的血浆。先准备一个采血瓶，里面放入少量玻璃珠，连接好采血的管道和针头，用牛皮纸包好进行灭菌。无菌采血后马上封住瓶口快速而轻柔地摇晃，直到看见上层出现白色的纤维蛋白，这样除掉纤维后就得到去纤维血。摇晃时用力太大会导致红细胞溶血。

（三）血液的分离方法

1. 血清的分离

（1）若采用的是可以直接离心的采血管，可先将采好的血液以 45°～60°放置 1 小时，然后以每分钟 2000～3000 转离心 10 分钟。

（2）将采好的血液以 45°～60°于室温（20～25℃）放置 2～3 小时，血清将自然析出。

（3）将凝固的血液倾斜放置于 4℃ 冰箱约 1 小时，然后以每分钟 3000～4000 转离心 3～5 分钟。

2. 血浆的分离　在盛放血液的容器中先加入一定比例的抗凝剂（抗凝剂∶血液＝1∶9），将血液加到一定量后颠倒混匀，以每分钟 3000 转离心 5～10 分钟，得到的上清液即为血浆。

3. 白细胞的分离

（1）自然沉降法。取血后放入加有抗凝剂的试管中，轻轻混匀。将试管直立静置于室温或 37℃ 温箱中 30～60 分钟，待红细胞自然沉降。此时可见试管中的悬液分成 3 层。上层为淡黄色血浆，底层为红细胞，中层乳白色的薄膜层为白细胞和血小板。

（2）加速红细胞沉降法。利用高分子量的聚合物促使红细胞凝聚成钱串状，从而加速红细胞沉降，使之与白细胞分离。常用的高分子聚合物有明胶、右旋糖酐、聚乙烯吡咯烷酮（PVP）及甲基纤维素等。取抗凝静脉血，加入等量 3% 明胶盐水或 6% 右旋糖酐溶液中，混匀。将试管直立静置于室温或 37℃ 温箱中 30～60 分钟，利用明胶与红细胞的黏合作用，促使红细胞快速下沉，而白细胞留在上层的明胶溶液中。

（四）尿液的采集

1. 代谢笼法　代谢笼是为收集动物的排泄物而特制的装置。动物排便时，可以通过笼子底部的大小便分离漏斗将尿液与粪便分开，达到采集尿液的目的。主要用于大鼠、小鼠的尿液采集。方法：将给药或饮水后的动物立即放入代谢笼中，收集动物一定时间内的尿液。一般需收集 5 小时以上的尿液，最后取平均值。

2. 导尿法　导尿法常用于雄性家兔和犬。方法：将麻醉的动物以仰卧位固定，左手使动物尿道口张开，右手将顶端涂有液体石蜡的导尿管缓慢地插入尿道，尿液便从导尿管流出。此法可采集到无污染的尿液。

3. 输尿管插管法　动物麻醉后，固定于手术台上。剪毛、消毒，于耻骨联合上缘之上在正中线做皮肤切口（3～4cm），沿腹中线切开腹壁及腹膜，找到膀胱翻出腹外。辨认清楚输尿管进入膀胱背侧的部位（膀胱三角）后，细心地分离出两侧输尿管，分别在靠近膀胱处穿线结扎。在离此结扎点约 2cm 处的输尿管近肾端下方穿一根丝线。用眼科剪在管壁上剪一斜向肾侧的小切口，分别插入充满生理盐水的细塑料管（插入端剪成斜面），用留置的线结扎固定。可见到尿滴从插管中流出(头几滴是生理盐水),塑料管的另一端与带刻度的容器相连或接在记滴器上,以便记录尿量。在使用过程中应经常活动一下输尿管插管,以防阻塞。在切口和膀胱处应盖上温湿的生理盐水纱布。

此外,有膀胱漏斗法、压迫膀胱法、穿刺膀胱法等。

(五)粪便的采集

大鼠和小鼠可用代谢笼,下部有粪尿分离器,对犬和猴可直接取新鲜粪,分析前剔去表层,取内层粪分析。将小鼠尾巴提起来,用逼迫法、按摩腹部法可收集到新鲜粪便。

(六)脏器的取样及处理

1. 脏器的摘取　将实验动物麻醉或者处死后立即进行脏器的摘取,速度一定要快,根据检测的指标及脏器种类,适当选取冰浴等措施保证脏器的质量。摘取脏器时,动作要轻柔,尤其是脑、肝脏等较易被破坏的组织注意摘取时保持脏器的完整性,尽量不要使之受损。对于甲状腺、肾上腺、垂体等比较小的组织注意采取组织的完整性并单独存放或标记,详细的脏器形态及解剖位置见图 3-17。

解剖及脏器指认、摘取、称重

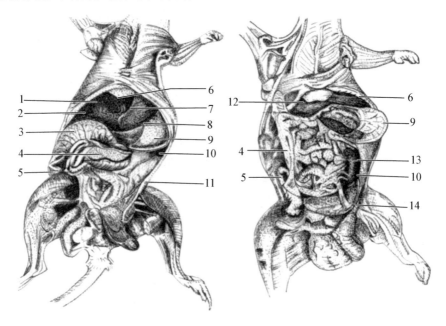

图 3-17　大鼠脏器

1. 肝右中叶;2. 肝右外叶;3. 横结肠;4. 大网膜;5. 空肠;6. 剑突;7. 肝左中叶;8. 肝左外叶;9. 胃;10. 脾;11. 脂肪;12. 肝;13. 胰腺;14. 结肠

2. **对不同实验目的脏器标本的特殊处理方法**

(1)病理样本的处理。进行组织病理学检查的样本需固定后送病理专业人员进行脱水、包埋、切片、染色、显微镜下观察后出具病理报告并拍照。

应用各种方法使病理标本尽量保持其离体前状态的过程称为固定。病理标本(样本)离体后,由于微环境的变化将发生自溶和(或)腐败,使其结构破坏。固定的目的和机制:①使蛋白质凝固,终止或减少分解酶的作用,防止自溶,保存组织、细胞的离体前结构状态,包括保存组织或细胞的抗原性,使抗原不失活,不发生弥散。②保存组织、细胞内的蛋白质、脂肪、糖原、某些维生素及病理性蓄积物,维持病变的特异性特征。③使上述物质转为不溶解状态,防止和尽量减少制片过程中人为的溶解和丢失。④起助染作用。

固定方法如下。①物理学方法,如低温冷冻、干冰(即固态无水碳酸)冰冻真空脱水、石蜡渗入法。②化学方法,采用各种化学溶液作固定液,使组织细胞进入固定状态。这是国内最常用的方法。

固定应在标本离体后尽快进行,小标本可在取材后直接放入固定液内,大标本应在手术结束前或结束后迅速放入固定液内。固定液与标本的比例不得少于标本体积的 5 倍。有特殊要求者应事先选定相应的固定液,如欲查糖原,应选择无水乙醇作固定液等。固定时间应适当,微小标本(如胃黏膜等)2~4 小时即可,大标本应放置 12~24 小时,但亦不要过久,以免影响抗原性,造成免疫组化操作中的困难。

常用的固定液如下。①甲醛,无色气体,易溶于水成为甲醛溶液。易挥发,且有强烈刺激气味,常用的是 37%~40%甲醛溶液,商品名为福尔马林。常用于固定的为 10%福尔马林(即 1 份甲醛溶液加 9 份水配制而成),实际含甲醛浓度为 4%。10%福尔马林渗透力强,固定均匀,对组织收缩少。对脂肪、神经及髓鞘、糖等固定效果好,是最常用的固定剂。②乙醇,无色液体,易溶于水,它除可作为固定剂外,还可作为脱水剂,对组织有硬化作用。固定用一般选 80%~95%浓度,乙醇渗透力较弱,它能溶解脂肪,核蛋白被沉淀后,仍能溶于水,因此,核的着色不良。③中性甲醛液(混合固定液),甲醛(浓)120ml,加蒸馏水 880ml,磷酸二氢钠($NaH_2PO_4 \cdot H_2O$)4g,磷酸氢二钠(Na_2HPO_4)13g。此液固定效果比单纯 10%福尔马林要好。④AF 液(混合固定液),95%乙醇 90ml,甲醛(浓)10ml。也有配方是 95%乙醇 85ml,甲醛(浓)10ml,冰醋酸 5ml。此液除有固定作用外,兼有脱水作用,因此,固定后可直接加入 95%乙醇脱水。以上 4 种固定液中,以中性甲醛为首选,其次为 10%福尔马林,乙醇应尽量不用。

(2)电镜样本的处理。透射电镜主要是研究样品的内部结构,要求内部结构保存好,因而样品宜尽可能使固定液能迅速渗入固定。透射电镜样本应固定后送专业人员进行后期处理及观察、拍照并出具报告,固定方法及注意事项如下。

固定方法分物理方法和化学方法两种。前者采用冰冻、微波照射、临界点干燥等手段来保存细胞结构。后者是用一定的化学试剂来固定细胞的结构,这些化学试剂称为固定剂,它们能与蛋白质发生化学结合形成交联,从而稳定细胞内的蛋白质,并能保存脂肪、糖类,使之保持生活时的状态和位置,将精细的形态结构保存下来。组织通常多采用化学方法固定。几种常用的固定剂如下。

锇酸:即四氧化锇。锇酸为强氧化剂,对氮具有极大的亲和力,能与蛋白质形成交联,稳定蛋白质的各种结构成分而不产生沉淀。它对脂类有良好的保护作用,能与不饱和脂肪酸链结合,形成复合物,是唯一能固定脂类的固定剂。此外,高密度的金属锇与被固定的组织成分结合,受到电子束照射时能散射大量电子使图像反差增大,起到电子染色作用。锇酸固定可避免组织块收缩或膨胀,使组织块软硬适度,利于制作超薄切片。锇酸的主要缺点是分子较大,对组织的渗透速度缓慢(0.1~0.3mm/h),易产生固定不均匀,因此,要求组织块体积不超过 $1mm^3$。锇酸固定液的浓度为 1%,固定时间为 1~4 小时。

戊二醛：对组织渗透力强，固定速度快（0.4mm/h）；对细胞内结构有活跃的亲和力，特别是对细胞内某些易变的结构，如微管、有丝分裂的纺锤丝以及细胞基质有较好的固定作用，它和蛋白质及氨基酸的反应是在溶液中通过与组织和蛋白质发生交联作用，而使细胞成分得以稳定。它能保存糖原，固定核蛋白，能保存酶的活性，适用于细胞化学研究。戊二醛的另一优点是，被戊二醛固定的组织块可在固定液中保存较长时间（数周甚至1~2个月）而不致有任何超微结构的改变，这尤其适合于远距离以外临床、实验室或野外现场的取材保存。但戊二醛也非理想的固定剂，其不能保存脂肪，无电子染色作用，不能增加图像反差，且对缓冲液渗透压要求较高。

目前固定大多采用戊二醛与锇酸双固定法，用戊二醛进行预固定，用锇酸进行后固定，互相取长补短，固定效果较好。经戊二醛固定的组织须用缓冲液反复漂洗，否则残留的戊二醛会影响锇酸的渗透固定。戊二醛固定液的浓度为1%~5%，固定时间为30分钟至2小时。

多聚甲醛：甲醛的分子较小，穿透力比戊二醛强，固定迅速，对一些结构致密的组织有良好的固定作用。市售的40%甲醛水溶液含有甲醇，不利于超微结构的保存，故一般都采用多聚甲醛粉末配制固定液，但它对细胞质的保存差，不宜单独使用。由于甲醛固定的速度较快，而戊二醛固定的细胞结构较持久，目前许多实验室采用多聚甲醛与戊二醛混合固定液。固定时间为30分钟至2小时。

（3）蛋白样本的处理。取下合适的动物组织样品后用预冷的PBS或者生理盐水漂洗，尽量除尽残留血液，用滤纸把多余PBS吸取干净。把组织分成约50mg大小（依据实验目的需要进行调整），用锡纸分别包装好或者用冻存管装好，于-80℃或者液氮中保存。在避免冻融的情况下一般可保存1年，建议尽快检测。

（4）PCR样本的处理。PCR前标本的处理方法：-80℃冰箱或液氮冻存。检测时进行总RNA的提取。

（5）免疫组化样本的处理。恰当的组织处理是做好免疫组化染色的先决条件，也是决定染色成败的内部因素。在组织细胞材料准备的过程中，不仅要求保持组织细胞形态完整，而且要保持组织细胞的抗原性不受损或弥漫，防止组织自溶。如果出现自溶坏死的组织，抗原已经丢失，即使用很灵敏的检测抗体和高超的技术，也很难检出所需的抗原，反而往往由于组织的坏死或制片时的刀痕挤压，在上述区域易出现假阳性结果。

1）组织及时取材和固定。组织标本及时的取材和固定是做好免疫组化染色的关键第一步，离体组织应尽快地进行取材，防止组织自溶坏死、抗原丢失，最好在2小时以内完成取材。取材时所用的刀应锐利，要一刀下去切开组织，不可反复切拉组织，造成组织的挤压。组织块大小要适中，一般在2.5cm × 2.5cm × 0.2cm，切记取材时组织块宁可面积大，千万不能厚的原则（也就是说组织块的面积可以大到3cm × 5cm，但组织块的厚度千万不能超过0.2cm，否则将不利于组织的均匀固定）。固定液快速渗透到组织内部使组织蛋白能在一定时间内迅速凝固，从而完好地保存抗原和组织细胞形态。

2）固定液的选择。原则上讲，应根据抗原的耐受性来选择相应的固定液，但除非是专项科研项目，在病理常规工作中很难做到这一点，因为病理的诊断和鉴别诊断都是在常规HE病理诊断的基础上决定是否进行免疫组化的染色，而HE染色的常规组织处理是采用4倍于组织体积的10%中性缓冲福尔马林或4%缓冲多聚甲醛进行组织固定，利用其渗透性强、对组织的作用均匀的特点进行固定，但组织固定时间最好在12小时以内，一般固定时间不应超过24小时。

第二节 给药量的设计、计算及药液的配制

一、给药量的设计、计算

1. 人与动物之间的剂量换算 人与动物、动物与动物之间有一个剂量的换算关系,根据实验结果总结如下,我们可以根据表 3-3 中的数据,进行不同种属动物之间的给药量换算。

表 3-3 人与动物间按体表面积换算的等效剂量比值

类别	小鼠 (20g)	大鼠 (200g)	豚鼠 (400g)	家兔 (1.5kg)	猫 (2kg)	猴 (4kg)	犬 (1.2kg)	人 (70kg)
小鼠(20g)	1.0	7.0	12.25	27.8	29.7	64.1	124.2	387.9
大鼠(200g)	0.14	1.0	1.74	3.9	4.2	9.2	17.8	56.0
豚鼠(400g)	0.08	0.57	1.0	2.25	2.4	5.2	10.2	31.5
家兔(1.5kg)	0.04	0.25	0.44	1.0	1.08	2.4	4.5	14.2
猫(2.0kg)	0.03	0.23	0.41	0.92	1.0	2.2	4.1	13.0
猴(4.0kg)	0.016	0.11	0.19	0.42	0.45	1.0	1.9	6.1
犬(1.2kg)	0.008	0.06	0.10	0.22	0.23	0.52	1.0	3.1
人(70kg)	0.0026	0.018	0.031	0.07	0.078	0.06	0.32	1.0

除了上述的体表面积换算法,我们还可以使用经验换算法进行换算。例如,人的临床剂量为 X mg/kg,换算成大鼠的剂量。

大鼠的剂量＝X mg/kg×70kg×0.018/200g＝X mg/kg×70kg×0.018/0.2kg＝6.3 X mg/kg。

按单位体重的剂量来算,大鼠的等效剂量相当于人的 6.3 倍。同理,按单位体重的剂量来算,小鼠的等效剂量相当于人的 9.1 倍。

人的临床剂量常会以××mg/d 来表示,这时我们一定要把它转化成××mg/kg 才能以上式来折算。我们一般把成人的体重按 60kg 或者 70kg 来计算。

例如,某药,成人每天服用 50mg,计算大鼠的等效剂量。

大鼠的等效剂量＝50mg/60kg×6.3＝5.25mg/kg。

2. 根据相关要求设计给药剂量 设计给药剂量时,要考虑药品与保健食品指导原则的剂量设计要求、长毒与急毒剂量关系、药效学与临床剂量的关系(详见指导原则以及根据经验设置)。

如长期毒性实验的高剂量组要和急性毒性实验的结果有相关性,低剂量组的剂量应高于或等于药效学的有效剂量。药效学剂量设计时,低剂量组的剂量应相当于人的临床等效剂量,同时要设高、中、低剂量组,以利于观察药物的量效关系。例如,保健食品的剂量应是人使用量的 100 倍。

二、药液的配制

根据给药量的设计和动物给药容积进行药液的配制。实验动物均有一个较适宜的给药容积,在配制药液时,应将给药容积考虑进去进行药液配制。

例题:某药物在人的给药剂量为每次 2 片,每日 3 次,规格为 0.5 克/片,请叙述小鼠给药的药液配制方法。

配置方法:首先,根据小鼠的常用灌胃剂量为 $10\sim20$ ml/kg 体重($0.1\sim0.2$ ml/10g 体重)这个经验给药容积,确定给药容积,本次确定使用 10ml/kg 体重给药容积。然后根据人日用量为 $2\times3\times0.5=3$ g/d,人按照 60kg 体重计算,人日用量为 3g/60kg=50mg/kg。再根据人与小鼠的等效换算关系,小鼠给药量$=50\times9.1=455$ mg/kg 体重,除以 10ml/kg 体重,可知,配药的浓度为 45.5mg/ml,给药时按照 10ml/kg 体重给药。

第三节 原始记录的记录方法及要求

实验记录是指在研究过程中,应用实验、观察、调查或资料分析等方法,根据实际情况直接记录或统计形成的各种数据、文字、图表、声像以及工作记录等原始资料。实验记录基本要求:真实、直接、及时、准确、完整,防止漏记或随意涂改,不得伪造、编造数据。

一、原始记录的设计

原始记录一般由文字和设计好的表格组成,方便在实验的过程中记录各种现象和数据,设计时注意方便、科学、合理,具体实验具体设计。

二、原始记录的书写要求

(1)实验记录应书写在专用记录用纸上。

(2)实验记录应使用黑色签字笔或中性笔,不能使用铅笔或圆珠笔。

(3)实验记录应用字规范,字迹工整。

(4)常用的外文缩写(包括实验试剂的缩写)应符合规范。首次出现时必须用中文加以注释。实验记录中属译文的应注明其外文名称。

(5)实验记录应使用规范的专业术语,计量单位应采用国际标准计量单位,有效数字的取舍应符合实验要求。

(6)记录中出现空格,可用斜线(/)划去。

(7)记录未写满当前页的,应在记录紧接的下一行注明"以下空白"或盖"以下空白"章。

(8)记录与上文相同内容时,要书写出具体内容,不能用"同上"等字样代替。

(9)时间书写。日期可采用两种格式:一种为有"年月日"字样,如 2011 年 2 月 1 日;另一种为无"年月日"字样,则用 8 位阿拉伯数字表示,如 20110201。具体时间的书写采用 24 小时制,如 14:40 或 14 时 40 分。

(10)人员签名。人员进入实验室工作时需签名留样,签名留样清单保存于档案室。实验记录中需要签名的地方,原则上均采用手写签名方式,不能盖章。该人员在实验室进行的各项工作记录时的手写签名均应与签名留样时的字体一致。

（11）实验记录的修改。实验记录不得随意删除、修改或增减数据。如必须修改,须在修改处画一斜线,不可完全涂黑,保证修改前记录能够辨认,并应由修改人签名,注明修改时间及修改原因。

三、仪器设备使用及使用记录的填写

（1）每台仪器设备按标准操作规程（SOP）进行编号与标识,并设专人负责保管,其 SOP 和使用与维护记录表须随仪器设备放置;每台仪器均须建立使用记录封面,每台仪器旁边随仪器放置该仪器 SOP 和使用记录与维护记录表,方便使用。

（2）仪器使用人员使用仪器设备前须认真阅读该仪器设备 SOP,须严格按照相应的仪器 SOP 进行操作,使用过程中应爱护仪器。

（3）仪器使用人员使用仪器后或维护仪器须填写相应的仪器使用记录与维护记录表。

下页为《电子天平使用记录表》（表 3-4）。

表 3-4 电子天平使用记录表（   年）

名称及型号：

仪器编号：　　　　感量：d＝　　　　　　　　存放地点：　　　　保管者：

使用时间	专题编号	样品编号/称量物名称	数量（只）/质量（g）	校验状况确认（是否合格）	使用前后天平状况确认（是否良好）	使用者	备注
月　日　时　分 至　时　分				□是 □否	前：□是 □否 后：□是 □否		
月　日　时　分 至　时　分				□是 □否	前：□是 □否 后：□是 □否		
月　日　时　分 至　时　分				□是 □否	前：□是 □否 后：□是 □否		
月　日　时　分 至　时　分				□是 □否	前：□是 □否 后：□是 □否		
月　日　时　分 至　时　分				□是 □否	前：□是 □否 后：□是 □否		
月　日　时　分 至　时　分				□是 □否	前：□是 □否 后：□是 □否		
月　日　时　分 至　时　分				□是 □否	前：□是 □否 后：□是 □否		
月　日　时　分 至　时　分				□是 □否	前：□是 □否 后：□是 □否		

注：称量数值单位若非"只"或"g"时，请在数值后面直接用文字注明，如"20箱"。

第四节　实验数据的处理及实验报告的撰写要求

一、实验数据的处理

(一)常用的实验数据统计学处理方法的选择

下面介绍计数资料、计量资料的常用处理方法。

质反应资料的统计分析：质反应资料的显著性检验最常用的是两组阳性率的统计分析。在进行药效统计分析中，还应根据资料的特点，如有无配对关系、有无等级关系、资料分组等因素来选择适当的统计分析方法。

(1)两组阳性率的统计分析——χ^2(2×2)法。该方法适用于非连续性大样本分布资料，主要用于检验两种不同对象的阳性率是否有差异，或两变量之间是否有关联。

(2)直接概率法(Fisher 确切检验)。当样本含量较少(如四格表资料总例数 $n<40$，或有期望频数 $E<1$)，行列表资料 χ^2 检验结果可能会有偏性，需要采用 Fisher 确切检验进行分析。

(3)配对质反应资料的统计分析——配对 χ^2(2×2)法。如果对同一批观察对象或检测样品进行两种方法处理，结果以分类变量如阳性、阴性表示(配对 t 检验结果变量为定量数据)，则需要采用配对四格表资料的 χ^2 检验。例如，同一对象接受两种处理、同一血样经两种化验或同一患者治疗前后两次检验，需采用特殊的四格表排列，即配对卡方法。

(4)等级资料的统计分析。当反应类型间有等级关系时，如痊愈、显效、有效、无效；—、+、++、+++、++++；免疫学中的抗体滴度、凝集效价等有序分类资料称为等级资料。等级资料可用 Ridit 法或等级序值法进行统计分析。

1)Ridit 法。Ridit 分析是把原本不适宜用 t 检验和 u 检验的离散型等级资料转换成连续型计量资料，从而可求出标准误和估计总体值的置信区间，建立 t 检验和 u 检验对其进行处理。Ridit 分析主要考察两组或多组等级间是否有差异的问题，它是基于非参数的角度建立的比较方法，不考虑资料的可能分布。

2)等级序值法。等级序值法计算简单、准确，特别便于多个实验组与对照组的对比分析，现已推荐用于新药药效评价。

(5)多行多列资料的统计分析——χ^2($R\times C$)法。主要适用于多个样本率、两个或多个构成比的比较。按其基本数据形式可分为 3 种情况：①多个样本率的比较时，有 R 行 2 列，称为 $R\times2$ 表；②两个构成比的比较时，有 2 行 C 列，称 $2\times C$ 表；③多个样本构成比的比较时，有 R 行 C 列，称为 $R\times C$ 表。以上 3 种资料可整理成多行多列分类计数资料的形式，超过两行或(和)两列的资料统称为行列表资料。

(二)常用的统计软件

目前主要用非参数统计分析，如参比差值法、等级序值法、秩和法、Ridit 法等，也可用调和均数法统计。常用的统计软件有 SPSS、SAS 等，具体使用方法见相关的教材及软件使用说明。

二、实验报告的撰写要求

实验报告的常见格式及撰写要求如下。

1. **报告格式** 一般包括封面格式、目录、摘要、报告的正文及附录几部分,其中正文应包括实验目的、供试品信息、对照品信息、实验用溶媒或乳化剂、实验动物、主要实验仪器与试剂、剂量设计与分组、实验方法、结果统计与分析、研究工作偏离实验方案、结果与讨论、结论、参考文献、附图或附表。

2. **报告内容** 包括研究专题名称、编号及研究目的、实验起止日期;供试品和对照品的名称或代号、缩写名、编号、批号、稳定性、含量、浓度、纯度、组分及其他特性;实验系统及选择理由;实验动物使用许可证号和合格证号;实验动物的伦理审查;实验动物的品系、来源、级别、数量、年龄、性别、实验开始体重;实验动物的识别方法和检疫;实验动物饲养管理[动物房及器具消毒灭菌情况,饲养方式(单养还是群养),饲养箱材质及规格,室内温湿度,饲料名称、来源与批号,饮用水名称、来源与处理方式,垫料名称、来源与批号];实验系统为细胞或细菌时,细胞的名称、来源与种属,细菌的名称、来源与批号;供试品和对照品的剂量设计依据;所用指导原则的文件及参考文献;供试品和对照品的给药途径、剂量、方法、频率和给药期限;各种指标检测方法和频率;分析数据所采用的统计方法;实验结果和结论。

3. **报告的书写要求** 报告均为打印版,不可手写。签名和日期需手写,不可打印。报告中所用计量单位、参考文献格式等按 GDMLAC/SOP-SOP06 规定书写。报告中所用专有名词或名称应保持前后一致。报告附表采用三线表,特殊情况下可至四线,若附表中有空项,用"—"表示,不留空白。

学生的实验报告,由于实验比较简单,可以采用简化的实验报告格式进行撰写。

【附件】 简化的试验原始记录格式样板及实验报告格式样板见图3-18～3-20。

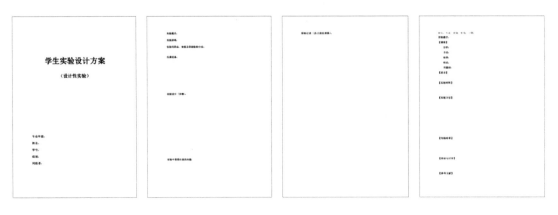

图 3-18 设计性实验报告预习报告模板

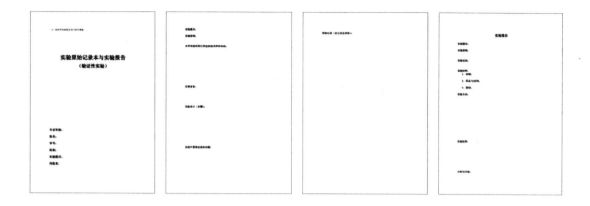

图 3-19　验证性实验报告预习报告模板

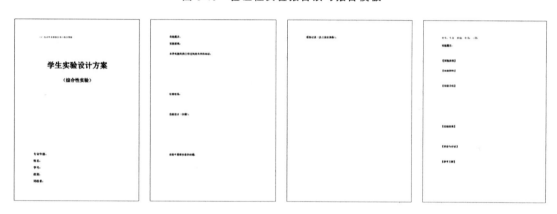

图 3-20　综合性实验报告预习报告模板

第五节　实验后的工作要求

一、实验动物尸体的处理要求

活体动物实验后,不得将动物的尸体或器官随意丢弃,必须妥善保管和处理。实验中因正常死亡的动物,如失血过多、创伤等,以及实验后处死的动物应装入专用塑料袋内并交学校动物中心处理。注意实验动物禁止食用。

因传染病死亡的动物,应将其尸体焚烧或掩埋(深埋1m以下)。

二、常见的灭菌方法

(一)热力灭菌

利用高温使菌体蛋白质变性或凝固,代谢发生障碍,导致细菌死亡。常用方法如下。

1. 焚烧法　用火焚烧,是很彻底的灭菌方法,适用于废弃的污染物品和有传染性的动物尸体等。

2. 烧灼法　直接在火焰上烧灼,用于接种环(针)和试管口或瓶口的灭菌。

3. 干烤法　在干燥箱通电后利用高热空气进行灭菌。一般加热160～170℃,维持2小时即可杀灭包括芽孢在内的一切微生物。主要用于玻璃器皿、瓷器或需干燥的注射器等。

4. 煮沸法　煮沸100℃5分钟可杀死细菌的繁殖体,一般消毒以煮沸10分钟为宜。如需要杀死芽孢则要煮沸1～3小时。主要用于一般外科器械、注射器、胶管和食具等的消毒。

5. 间歇灭菌法　是利用反复多次的流通蒸汽,杀死细菌所有繁殖体和芽孢的一种灭菌法。本法适用于耐热物品,也适用于不耐热(<100℃)的一些物质如某些培养基的灭菌。具体做法是将待灭菌的物品置于阿诺流通蒸汽灭菌器内,100℃加热15～30分钟杀死其中的细菌繁殖体,然后将物品置于37℃温箱中过夜,使芽孢发育成繁殖体,次日再通过流通蒸汽加热,如此连续3次,可将所有繁殖体和芽孢全部杀死。若有某些物品不耐100℃,则可将温度降至75～80℃,每次加热的时间延长至30～60分钟,次数增至3次以上,也可达到灭菌目的,例如,用血清凝固器对血清培养基或卵黄培养基进行灭菌。

6. 巴氏消毒法　由巴斯德创建,常用于牛奶和酒类的消毒。一般61.1～62.8℃加热0.5小时,或71.7℃加热15～30秒,便可达到杀死病原菌或一般杂菌,而不严重破坏物品的质量的目的。

7. 高压蒸汽灭菌法　是灭菌效果最好、目前应用最广的灭菌方法。利用高压蒸汽灭菌器进行灭菌,由于密闭容器加温所产生的高压饱和水蒸气能获得较高的温度,通常在1.05kg/cm^{2}的压力下,温度达121.3℃,维持15～30分钟,可杀死包括细菌芽孢在内的所有微生物。此法适用于高温和不怕潮湿物品的灭菌,如普通培养基、生理盐水、手术器械、注射器、手术衣、敷料和橡皮手套等。

在同样温度下,湿热灭菌的效果比干热灭菌好,原因如下。①湿热中菌体吸收水分,蛋白质较易凝固。②湿热比干热的穿透力好,这主要是由于水或饱和水蒸气传导热能的效率明显高于空气。蒸汽容易穿透到物体的深部,使灭菌的物体内部温度迅速上升。③蒸汽有潜热存在。每一克水在100℃时,由气态变为液态可放出529cal的热量。当蒸汽与被灭菌的物体接触时凝结成水,放出潜热,能迅速提高灭菌物体的温度。

(二)紫外线灭菌

紫外线灭菌的原理是通过干扰细菌DNA的合成,波长265～266nm杀菌力最强。紫外线灭菌的特点:①穿透力弱,只能用于房间空气、物体表面消毒;②杀菌效果与照射时间、距离和强度有关;③对眼睛角膜和皮肤有损伤作用,实验人员切勿在紫外线灯照射下进行操作。

(三)化学消毒

化学药品消毒灭菌法是应用能杀死微生物的化学药品进行消毒灭菌的方法。实验室操作台、用具及洗手用的溶液均常用化学药品进行消毒杀菌。常用的有:2%煤酚皂溶液(来苏尔)、0.25%苯扎溴铵(新洁尔灭)、1%二氯化汞(升汞)、75%乙醇。

三、实验器械的清洗要求

(一)玻璃仪器的清洗

实验中所用的玻璃仪器清洁与否,会直接影响实验的结果,往往由于仪器不清洁或被污染而造成较大的实验误差,有时甚至会导致实验的失败。

1. 初用玻璃仪器的清洗　新购买的玻璃仪器表面常附着有游离的碱性物质,可先用 0.5% 的去污剂洗刷,再用自来水洗净,然后浸泡在 1%～2% 盐酸溶液中过夜(不可少于 4 小时),再用自来水冲洗,最后用无离子水冲洗两次,在 100～120℃ 烘箱内烘干备用。

2. 使用过的玻璃仪器的清洗　先用自来水刷洗掉污物,再用合适的毛刷蘸去污剂(粉)洗刷,或浸泡在 0.5% 的清洗剂中超声清洗(比色皿不可超声清洗),然后用自来水彻底洗净去污剂,用无离子水洗两次,烘干备用(计量仪器不可烘干)。清洗后器皿内外不可挂有水珠,否则重洗,若重洗后仍挂有水珠,则需用洗液浸泡数小时后(或用去污粉擦洗),重新清洗。

3. 石英和玻璃比色皿的清洗　决不可用强碱清洗,因为强碱会侵蚀抛光的比色皿。只能用洗液或 1%～2% 的去污剂浸泡,然后用自来水冲洗,这时使用一支绸布包裹的小棒或棉花球棒刷洗,效果会更好,清洗干净的比色皿也应内外壁不挂水珠。

(二)塑料器皿的清洗

第一次使用塑料器皿时,可先用 8mol/L 尿素(用浓盐酸调 pH = 1)清洗,接着依次用无离子水、1mol/L KOH 和无离子水清洗,然后用 10^{-3} mol/L EDTA 除去金属离子的污染,最后用无离子水彻底清洗,以后每次使用时,可只用 0.5% 的去污剂清洗,然后用自来水和无离子水洗净即可。

(三)手术器械的清洗

(1)动物手术结束后,手术器械先用多酶清洗剂浸泡 5～10 分钟,使存留在器械表面和机械连接部位缝中的污物分解和软化,切忌直接浸泡在热水、乙醇、消毒剂或防腐剂中,这样会使黏液、血液或其他体液发生凝固,影响下一步的清洗。

(2)用流动的蒸馏水(切忌用生理盐水)冲去肉眼可见的血污,冲洗过程中,需打开器械的各个轴节,以便于彻底清洗。

(3)若手术器械久置未用而生锈,可用毛刷蘸取专用除锈剂进行人工除锈处理,同样,刷洗过程中,应打开器械的各个轴节,充分刷洗。

(4)冲洗或刷洗完毕后,将手术器械轴节完全打开,按种类摆放整齐分别放入自动清洗机或超声清洗机的清洗筐内,自动清洗,清洗液内加入多酶清洗剂(温度通常控制在 30～40℃)。

(5)清洗后,将器械放于 50℃ 左右烘箱或室温干燥,避免长时间与湿气或液体接触。

(6)干燥后,按器械种类有序放于手术器械盒中或用专用棉布包装起来。

特别注意:对于显微、精细手术器械或剪刀类器械,尽量不要用刷子刷洗,或使用过大的力或压力操作,这样可能会导致精细器械或刃口受到损坏,建议使用软棉布轻轻擦拭清洁;保存时,用橡胶套保护好器械尖端,并单独包装进行保存。

四、仪器设备的处理

仪器使用结束后,应检查仪器和配件是否完好,切断工作电源,做好保养、清洁工作,放回原位;做好防尘、防潮、防锈等工作,有特殊要求的仪器必须按说明书,尽可能使用专用材料进行维护保养。

五、实验室实验台的清理

实验台是实验室中必不可少的设备。正确地清理实验台可延长其使用寿命。实验台台面最好用温水擦拭,可以选择使用丙酮或性质温和的清洁剂(洗手液或洗洁精)擦拭实验台,切忌选用含有磨料、强酸成分的清洁剂,以免损伤表面。对比较顽固的污渍,可采用消毒粉来清洁表面,切忌用尖锐锋利的硬物刻划。此项训练实验教师应在每次实验后进行相应训练及检查。

第四章

动物实验操作方法的基本训练

第一节 实验动物的给药方法训练基本训练项

训练一 小鼠灌胃给药

■ 标准操作法

双手捉持:用右手提起鼠尾,将小鼠放在粗糙物(如鼠笼盖)上,向后轻拉鼠尾,用左手拇指和示指捏住其颈背部皮肤,将小鼠固定在掌中,使其腹部向上,然后以环指和小指夹住鼠尾,将小鼠颈背部和尾部均固定。

单手捉持:只用左手,先用左手拇指和示指捏住小鼠的尾部,用左手手掌掌侧及小指夹住小鼠尾根,再用左手拇指和示指捏住其颈背部皮肤。

灌胃:双手捉持后用左手固定小鼠或者直接单手捉持,左手抓住小鼠后,使其腹部朝上,将颈部拉直,右手持有灌胃针头的注射器,自口角插入口腔,沿上腭插入食管。若遇阻力,可将针头抽出重插,以免刺破食管或误入气管。灌注量为 $0.1\sim0.2$ml/10g 体重,最多 0.4ml/10g 体重。

操作要点:①双手捉持、单手捉持任选一种进行实验操作;②注意捉持小鼠头颈部皮肤时松紧度要适当,捉持动物过松或过紧导致动物口面部发紫均为错误操作;③注射器刻度朝向操作者、灌胃针头与注射器的角度要有利于灌胃;④灌胃过程中不允许药液溢出或导致死亡;⑤小鼠灌胃量常用 $0.1\sim0.2$ ml/10g 体重,灌注量最多 0.4ml/10g 体重。

实验一 药物对小鼠小肠运动的影响

【目的】 ①训练小鼠灌胃的标准操作法;②学习用炭末推进法测定动物小肠运动的实验方法;③观察泻下药生大黄对小肠运动的影响。

【原理】 消化管内容物的移动速度与胃排出时间、小肠的运动及消化管内容物的流动性有关。小肠的运动受肠神经及外来神经的控制,当机械性和化学性刺激作用于肠壁感受器时,可通过局部的壁内反射引起小肠蠕动增加,副交感神经兴奋时可增强小肠运动,交感神经兴奋则产生抑制作用。因服炭末在肠道不被吸收,以炭末作为指示剂,测定在一定时间内炭末在肠道的推进距离,可观察药物对小肠推进的影响。

【材料】 动物:小鼠,体重 18～22g,雌雄各半。

药品:用含有 2%阿拉伯胶的水溶液制成含 10%活性炭末的混悬液、生理盐水、1g/ml 生大黄水煎溶液。

主要器材:手术剪、眼科镊、直尺、注射器、灌胃针。

药物对小鼠小肠运动的影响

【方法】 取禁食不禁水 12 小时的小鼠,称重,随机分为给药组和正常对照组,编号。给药组动物灌胃给予 100%生大黄水煎溶液,正常对照组给予等容积蒸馏水。灌胃量均为 0.2ml/10g 体重。30 分钟后各组均灌胃给予 10%的炭末混悬液 0.6 毫升/只。15 分钟后脱颈椎处死动物,剖开腹腔,分离小肠系膜,剪取上端至幽门、下端至回盲部的肠管,轻轻将小肠拉直,准确量取小鼠幽门至炭末推进前沿的长度以及小鼠小肠全长,按下列公式计算推进百分率。

$$炭末推进百分率(\%)=\frac{炭末从幽门部到推进前沿的移动距离}{小肠全长}\times100\%$$

实验结束后合并全班数据进行统计,计算各组炭末推进百分率的平均数($\bar{x}$)和标准差(SD),用统计学方法检验其差异性。

【结果】 将结果填入表 4-1。

表 4-1　生大黄水煎溶液对小鼠小肠运动作用的影响($\bar{x}\pm SD$)

组别	剂量(g/kg)	动物数(n)	炭末移动距离(cm)	小肠全长(cm)	炭末推进率（%）
正常对照组					
给药组					

注意事项

①给药至处死动物的间隔以及处死至取出肠管的时间必须一致。②剪取肠系膜、肠管以及拉直肠管时动作轻柔,不可用力牵拉。③当因禁食不完全肠道内可能出现食物残留或与药物颜色难于分辨时,可剪破一点肠管,挤出肠内容物,炭末为黑色颗粒状,食物等残留则为褐色软糊状,可加以区别。④生大黄煎煮时间需控制在 10 分钟内。

【思考题】

(1)根据泻下作用机制,中药泻下药可分为几类?代表药物分别是什么?

(2)大黄致泻的主要成分及作用机制是什么?

训练二　小鼠腹腔注射给药

标准操作法

捉持固定：双手捉持或单手捉持后，用左手固定小鼠，用左手拇指和示指捏住其颈背部皮肤，将小鼠固定在掌中，以环指和小指夹住鼠尾，将小鼠颈背部和尾部均固定。

腹腔注射：左手固定小鼠，腹部向上，右手持连有 5 号针头的注射器，将针头从下腹部朝头方向以 45°刺入腹腔，当感到落空感时表明针已经进入腹腔，回抽无回血或尿液，表示针头未刺入肝、膀胱等脏器，即可进行注射。小鼠的一次注射量为 0.1～0.2ml/10g 体重。

操作要点：①针头刺入部位不宜太靠近上腹部或太深，以免刺破内脏；②针头与腹腔的角度不宜太小，否则容易刺入皮下；③用的针头不要太粗，以免药液注射后从注射孔流出，注射后用棉球按一下注射部位；④为避免注射后药液从针孔流出，也可在注射时先使针头在皮下向前推一小段距离，然后再刺入腹腔。

实验二　药物的急性毒性实验

【目的】　掌握药物半数致死量（LD_{50}）测定的基本步骤，掌握改良寇氏法的计算方法。

【原理】　将一定浓度和一定容量的药物，按一定比例给小鼠灌胃，观察 14 天，记录不同剂量小鼠的死亡情况，计算半数致死量，以确定药物的急性毒性。

急性毒性实验

【材料】　动物：小鼠，体重 18～22g，雌雄各半。

药品：普鲁卡因原液 4 支，苦味酸溶液。

主要器材：烧杯、量筒、注射器及针头。

【方法】

1. 预实验　取小鼠 3 只，从原液开始，倍比稀释，0.2ml/10g 体重腹腔注射，找出引起 0（Dn）及 100%（Dm）死亡率剂量的所在范围（表 4-2～4-4）。

2. 正式实验　在预实验所获得的 0 和 100% 致死量（即 Dn 和 Dm）范围内，参照表选用剂量比值进行实验，尽可能使半数组的死亡率都在 50% 以上，另半数组的死亡率都在 50% 以下。各组动物的只数应相等或相差无几，每组 10 只动物，动物的体重和性别要均匀分配（最好采取区组随机法）。完成动物分组和剂量计算后按组腹腔注射给药。为了得到理想的结果，实验最好从中间剂量开始，以便从最初几组动物接受药物后的反应来判断两端剂量是否合适，便于调整剂量和组数（表 4-5）。

表 4-2　选择分组及剂量比值表

剂量比值(1:K),K		0.6	0.65	0.7	0.75	0.8	0.85	0.88	0.9
最高和最低致死剂量相差的倍数(Dm/Dn)	2 倍左右	—	—	—	3～4 组	4 组	5～6 组	6～7 组	7～8 组
	3 倍左右	—	3～4 组	4 组	4～5 组	5 组	6～8 组	9 组	—
	4 倍左右	3～4 组	4～5 组	5 组	5～6 组	7～8 组	9 组	—	—
	5 倍左右	4～5 组	5～6 组	6 组	7～8 组	9 组	10 组	—	—
	10 倍左右	5～6 组	6～7 组	8 组	9～10 组	10 组	—	—	—
	14 倍左右	6～7 组	7 组	8～9 组	10 组	—	—	—	—

3. LD_{50} 测定中应观察记录的项目

(1)题目,实验日期。

(2)实验条件与方法。实验环境,药物的批号、规格、来源、理化性质、配制方法及所用浓度等;动物品系、来源、性别、体重、给药方式及剂量(药物的绝对量和溶液的体积)、给药时间等。

(3)给药后动物各种反应。潜伏期(从给药到开始出现毒性反应的时间);中毒现象及出现的先后顺序;开始出现死亡的时间;死亡集中时间;末只死亡时间;死前现象。逐日记录各组死亡只数。

(4)尸解及病理切片。从给药时开始计时,凡不同时间死亡的动物,均及时尸解以观察内脏的病变,记录病变情况。若肉眼可见变化时则须进行病理检查。整个实验一般要观察 7～14 天,观察结束时对全部存活动物称体重,尸解,同样观察内脏病变并与中毒死亡鼠比较。当发现有病变时同样进行病理检查,以比较中毒后病理变化及恢复情况。

(5)结果计算。实验完毕后,清点各组死亡鼠数,计算死亡率(P),按改良寇氏法公式进行计算。

实验中给药方式为腹腔注射给药,给药体积统一为 0.2ml/10g 体重。

在给药体积统一的前提下,通过浓度的变化来体现各组给药剂量的不同。

表 4-3　药物的配置(预实验)

预实验	浓度	给药体积 (ml/10g)	折算后 (mg/kg)	所需高浓度体积 (ml)	所需生理盐水体积 (ml)	本组留体积数 (ml)	给低剂量组体积 (ml)
第一组	200mg/10ml(原液)	0.2	400	—	—	—	—
第二组	上组的 0.5 倍	0.2	200	4	4	4	4
第三组	上组的 0.5 倍	0.2	100	4	4	4	4
第四组	上组的 0.5 倍	0.2	50	4	4	4	4
第五组	上组的 0.5 倍	0.2	25	4	4	4	4

第一组剂量为 Dm,第三组剂量为 Dn,两者相比倍数为 4,分 5 组,查表 4-4,比值确定为 0.7。

表 4-4　选择分组及剂量比值表

剂量比值(1:K),K		0.6	0.65	0.7	0.75	0.8	0.85	0.88	0.9
最高和最低致死剂量相差的倍数(Dm/Dn)	2 倍左右	—	—	—	3～4 组	4 组	5～6 组	6～7 组	7～8 组
	3 倍左右	—	3～4 组	4 组	4～5 组	5 组	6～8 组	9 组	—
	4 倍左右	3～4 组	4～5 组	5 组	5～6 组	7～8 组	9 组	—	—
	5 倍左右	4～5 组	5～6 组	6 组	7～8 组	9 组	10 组	—	—
	10 倍左右	5～6 组	6～7 组	8 组	9～10 组	10 组	—	—	—
	14 倍左右	6～7 组	7 组	8～9 组	10 组	—	—	—	—

表 4-5　药物的配置(正式实验)

正式实验(0.7)	浓度	给药体积(ml/10g)	折算后(mg/kg)	所需高浓度体积(ml)	所需生理盐水体积(ml)	本组留体积数(ml)	给低剂量组体积(ml)
第一组	200mg/10ml(原液)	0.2	400	30	—	9	21
第二组	上组的 0.7 倍	0.2	280	21	9	9	21
第三组	上组的 0.7 倍	0.2	196	21	9	9	21
第四组	上组的 0.7 倍	0.2	137.2	21	9	9	21
第五组	上组的 0.7 倍	0.2	96.04	21	9	9	21

　　记录每组实验动物死亡的数量,然后输入软件计算半数致死量。并记录动物死亡前的症状,推测毒性作用的系统及器官。表 4-6 列出了一些常见的观察指征及其可能涉及的组织、器官和系统。该表格仅作为结果分析评价的参考,其他科学、合理的分析均是可以接受的;急性毒性实验中,可能需要对该表格中列出的全部或部分指征进行观察。

表 4-6　重点观察指标

观察	指征	可能涉及的组织、器官、系统	
惊厥(抽搐):随意肌明显的无意识收缩或惊厥性收缩	A	阵挛性抽搐:肌肉收缩和松弛交替性痉挛	CNS,呼吸衰竭,神经肌肉,自主神经
	B	强直性抽搐:肌肉持续性收缩,后肢僵硬性伸展	CNS,呼吸衰竭,神经肌肉,自主神经
	C	强直性-阵挛性抽搐:两种类型抽搐交替出现	CNS,呼吸衰竭,神经肌肉,自主神经
	D	昏厥性抽搐:通常是阵挛性抽搐并伴有喘息和发绀	CNS,呼吸衰竭,神经肌肉,自主神经
	E	角弓反张:僵直性发作,背部弓起,头抬起向后	CNS,呼吸衰竭,神经肌肉,自主神经

训练三　大鼠或小鼠皮下注射

■ 标准操作法

　　捉持:先用右手抓住鼠尾,将其放于鼠笼盖上,向后轻拉鼠尾,再用左手拇指和示指捏住头颈部皮肤,其余三指和手掌握住背部和腹部。

皮下注射:可双人操作。一人以捉持法抓住大鼠,注射时,另一人用左手拇指和示指提起注射部位周围皮肤,右手持注射器,将针头刺入皮下,若针头容易摆动则证明针头已在皮下,推送药液。给药量为1.0ml/100g体重。

操作要点:①注射器刺入后针头可自由摆动,抽动针栓若无回血,证明针头在皮下,即可操作;②拔针时,轻按针孔片刻,以防药液溢出。

实验三 药物对蛋清致大鼠足跖肿胀的影响

【目的】 ①训练大鼠皮下注射的标准操作法;②学习用蛋清引起大鼠足跖急性炎性肿胀的方法;③观察地塞米松的抗炎作用。

【原理】 将异种蛋白质(蛋清)注入大鼠足跖内,可引起急性炎症,使局部组织肿胀。通过测量实验前、后大鼠足跖和踝关节的周长变化来观察地塞米松注射液的抗炎作用。

【材料】 动物:大鼠,体重150～200g。

药品:地塞米松注射液、生理盐水、10%蛋清溶液、苦味酸溶液。

主要器材:天平、鼠笼、塑料软尺、注射器、剪刀。

【方法】 取大鼠,称重,随机分为2组,编号。将大鼠右后肢拉直,用塑料软尺分别量取足跖或踝关节的周长,连测2次,其平均值为用药前的周长。给大鼠分别腹腔注射生理盐水、地塞米松注射液,剂量均为1ml/100g体重。30分钟后在每只鼠右后肢足跖远端进针至踝关节附近,皮下注射10%蛋清溶液0.1ml。分别于注射后0.5、1、1.5和2小时测量大鼠足跖或踝关节的周长。按下列公式计算各药在不同时间内的足跖肿胀抑制率。

药物的抗炎作用实验
(足肿胀实验)

$$足跖肿胀度 = 致炎后足跖或踝关节周长 - 致炎前足跖或踝关节周长$$

$$足跖肿胀抑制率 = \frac{对照组足跖肿胀度 - 给药组足跖肿胀度}{对照组足跖肿胀度} \times 100\%$$

实验结束合并全班数据进行统计,计算各组足跖肿胀抑制率的平均数($\bar{x}$)和标准差(SD),用统计学方法检验其差异性。

【结果】 将结果填入表4-7。

表4-7 地塞米松注射液对蛋清致大鼠足跖肿胀的影响

组别	动物数 (n)	剂量 (ml/kg)	右足跖周长(cm)				
			致炎前	致炎后(小时)			
				0.5	1	1.5	2
正常对照组							
地塞米松组							

注意事项

①用软尺量关节周长,应由专人来操作;②测量足跖或踝关节周长时,每次均须量同一位置;③软尺应无伸缩性。

【思考题】　地塞米松注射液抗炎作用的特点和机制是什么?

实验四　秦艽对二甲苯致小鼠耳肿胀的影响

【目的】　①学习利用化学药物作为致炎剂制作急性炎症模型的方法;②观察秦艽的抗炎作用。

【原理】　二甲苯是一种化学刺激剂,对皮肤黏膜有刺激作用,可致急性炎症,涂布小鼠耳郭有明显的致炎作用,可使小鼠耳郭肿胀,水肿后耳重增加,若药物可以抑制这种致炎剂引起的耳重增加即可了解药物的抗炎消肿作用。

【材料】　动物:昆明种小鼠,18~22g,雄性。

药品:100%秦艽水煎液,二甲苯(分析纯)。

主要器材:手术剪、直径 9mm 的打孔器、1ml 注射器、扭力天平等。

药物的抗炎作用实验

(耳肿胀实验)

【方法】　取体重 18~22g 的雄性小鼠,称重、标号、随机分组,对照组给生理盐水 0.3ml/10g 体重,实验组给予 100%秦艽水煎液 0.3ml/10g 体重,致炎前 60 分钟给药,将二甲苯 0.05ml 在固定位置两面涂布,左耳不涂作为对照。1 小时后将小鼠颈椎脱臼处死,用直径 9mm 的打孔器分别在左、右耳同一部位打下圆耳片,称重,以左、右耳重量之差作为肿胀度,比较两组间差异。

【结果】　将实验结果填入表 4-8。

表 4-8　秦艽对二甲苯致小鼠耳肿胀的影响

组别	动物数(n)	剂量(ml/10g)	耳肿胀度(mg)	抑制率(100%)
实验组				
对照组				

注意事项

①小鼠一定要选雄性,避免雌性激素对实验的影响;②每组动物给药、致肿、处死时间应一致;③致炎剂涂布部位、剂量应一致;④打孔器必须锋利,一次冲下皮片。

训练四 小鼠静脉注射

标准操作法

固定:将小鼠置于固定的筒内或铁丝罩内,或扣于烧杯内,使尾巴露在外面。

尾静脉注射:鼠尾两侧有 2 条静脉。用 75%乙醇棉球擦小鼠尾部,或将鼠尾浸于 45～50℃温水中,使血管扩张,选择尾部左右两侧静脉注射。用左手拇指及示指拉住尾尖,右手持注射器将针头以 3°～5°刺入尾静脉。注射时若出现隆起的白色皮丘,说明未注入血管,应重新向尾根部移动注射。小鼠一次注射量为 0.05～0.1ml/10g 体重。注射完毕后用棉球按压止血。

操作要点:①注射前尾静脉一定要尽量充血;②要用较细的针头(4.5 号或 5 号);③针头刺入后,一定要使其与血管走行方向平行;④当针头进入顺利无阻时,必须把针头和鼠尾固定好,不要晃动,以免出血造成血肿使溶液溢出;⑤注射部位尽量选用尾静脉下 1/3 处,因此处皮薄,血管较易注入。

实验五 远志的祛痰作用实验(气管段酚红法、尾静脉)

【目的】 ①学习酚红从呼吸道排泄的方法;②观察远志对小鼠祛痰的作用;③训练学生掌握尾静脉注射的标准操作方法。

【原理】 指示剂酚红自小鼠腹腔注射并经腹腔吸收后,可部分地由支气管黏液腺分泌入气管,有祛痰作用的药物在使支气管分泌液增加的同时,其由呼吸道黏膜排出的酚红也随之增加。因而可从药物对气管内酚红排泌量的影响来观察其祛痰作用。酚红在碱性溶液中呈红色,将从呼吸道中洗出的液体,用比色法(分光光度计)测定酚红的排泌量。可以检验药物的祛痰作用。

【材料】 动物:小鼠,体重 18～22g,雌雄各半。

药品:100%远志煎液、2.5%酚红溶液、5%$NaHCO_3$、生理盐水。

主要器材:注射器、小试管、试管架、手术器材、蛙板、大头针、分光光度计等。

【方法】 取禁食不禁水 12 小时的小鼠,随机分成 2 组,称重,编号。实验组动物灌胃给予100%远志煎液,对照组给予同等剂量的生理盐水。灌胃体积均为 0.2ml/10g 体重。于末次给药 30 分钟后,每鼠尾静脉注射 2.5%酚红生理盐水液(0.2ml/10g 体重),注射酚红液后 30分钟,小鼠脱颈椎处死,暴露气管,气管插管并与注射器相连,用 5% $NaHCO_3$ 溶液 1ml 缓慢注入气管中,然后轻轻吸出,如此反复 3 次,合并 3 次冲洗液,放置一定时间使杂质沉淀,得到透明的红色上清液,以 5%$NaHCO_3$ 溶液调零,用分光光度计(波长 546nm)测定吸光度(OD)值,按下列公式计算祛痰指数。

$$祛痰指数(\%)=\frac{实验组\ OD\ 值}{对照组\ OD\ 值}\times100\%$$

实验结束合并全班数据进行统计,计算各组祛痰指数的平均数($\bar{x}$)和标准差(SD),采用 t 检验进行统计学比较。

【结果】 将结果填入表 4-9。

表 4-9 远志对小鼠酚红排泌量的影响($\bar{x}\pm SD$)

组别	动物数(n)	剂量(g/kg)	浓度(μg/ml)	祛痰指数(％)
实验组				
对照组				

注意事项

①给药至处死动物的时间必须准确;②解剖时,须将气管周围组织去除干净,气管段周围如果黏附有血液应立即用滤纸吸净;③呼吸道冲洗时,碳酸氢钠用量要准确;④灌洗时动作要轻,以免穿破气管和肺脏,抽推速度也尽可能相同,并尽可能将洗液抽尽;⑤祛痰指数,当动物数(n)=30,祛痰指数≥2时表明有差异。

【思考题】 根据远志的药理作用,分析远志祛痰作用的机制是什么?

实验六 药物对小鼠腹腔毛细血管通透性的影响

【目的】 ①学习小鼠尾静脉注射标准操作法;②学习毛细血管通透性实验方法;③观察药物对毛细血管通透性的影响。

【原理】 采用不同致炎因素,引起局部炎症反应,然后静脉给予特殊染料测定染料的通透量,炎症部位着色深浅可以反映毛细血管通透性,如果药物可减少炎症部位着色的通透量,降低 OD 值,则证明有作用。

【材料】 动物:小鼠,体重 18～22g,雌雄各半。
药品:氯苯那敏(扑尔敏)注射液(5mg/ml)、伊文思蓝生理盐水溶液(0.5％～1％)、生理盐水。
试剂:0.6％ 冰醋酸。
主要器材:分光光度计或酶标仪、离心机、注射器、试管、离心管、解剖剪、平镊、眼科镊、体重秤。

【方法】 取小鼠 20 只,称重,随机分为氯苯那敏组及正常对照组,每组 10 只。氯苯那敏组皮下注射氯苯那敏 50mg/kg 体重,正常对照组皮下注射生理盐水,给药后 1 小时,尾静脉注射伊文思蓝生理盐水溶液 0.1ml/10g 体重,立即腹腔注射 0.6％醋酸 0.2 毫升/只。20 分钟后,处死小鼠,剪开腹腔,用 5ml 生理盐水冲洗腹腔数次收集洗涤液,每分钟 1000 转离心 5 分钟,用分光光度计或酶标仪于 590nm 波长处测 OD 值,用统计学方法检验其差异性。

中药可用雷公藤总苷片(15mg/kg 体重),提前 3 日给药。

【结果】 将实验数据和结果填入表 4-10。

表 4-10　氯苯那敏对小鼠毛细血管通透性的影响（$\bar{x} \pm SD$）

组别	动物数（n）	剂量（mg/kg）	洗出液 OD 值
正常对照组			
氯苯那敏组			

注意事项
　①注入染料量、醋酸量及自注射醋酸至处死时间必须严格掌握；②冲洗腹腔时应避免液体外溢；③处死小鼠时要注意动作轻柔，预防各种引起腹腔内出血的因素，如腹腔内有出血，样本应弃去不用。

【思考题】　试论述本实验结果的意义。

训练五　大鼠灌胃给药

标准操作法

捉持：先用右手抓住鼠尾，将其放于鼠笼盖上，向后轻拉鼠尾，再用左手拇指和示指捏住头颈部皮肤，其余三指和手掌握住背部和腹部。

灌胃：左手捉持大鼠，右手持灌胃器，灌胃方法与小鼠相同。若两人合作时，可由助手协助固定后肢与尾巴。灌胃管必须长 6～8cm，直径 1.2mm，尖端呈球状，并安装在 5～10ml 的注射器上。注药前应回抽注射器，证明未插入气管（无空气逆流）方可注入药液。一次投药量 1～2ml/100g 体重，常用量为 1～4ml。

操作要点：①动物要固定好，头部和颈部保持水平；②进针方向正确，一定要沿着右口角进针，再顺着食管方向插入胃内，决不可进针不顺硬向里插，否则会注入肺内，造成死亡。

实验七　药物对大鼠胃黏膜的保护作用

【目的】　①学习大鼠灌胃的标准操作法；②学习造成大鼠急性胃溃疡的实验方法；③观察理气药木香对胃黏膜的保护作用。

【原理】　乙醇可通过减少胃黏膜中前列腺素、氨基己糖含量，降低胃黏膜血流量，减少胃黏膜跨膜电位差、破坏主细胞进而减少黏液分泌、引起胃黏膜微循环障碍等，破坏胃黏膜屏障的完整性从而导致溃疡。观察药物对乙醇所致急性胃黏膜损伤的抑制程度，可了解药物对胃黏膜的保护作用。

【材料】　动物：大鼠，体重 200～250g。

药品：0.4g/ml 木香丙酮提取物（用 5 倍量丙酮浸泡木香 24 小时，浸泡期间振摇数次，过滤，滤液挥发尽丙酮后，将剩余物用适量阿拉伯胶及蒸馏水研磨，制成所需浓度的药液）。

试剂：无水乙醇、福尔马林溶液、生理盐水。

主要器材：大鼠固定板、大鼠灌胃器、注射器、手术剪、直尺。

药物对大鼠胃黏膜的保护作用

【方法】　取大鼠，称重，禁食不禁水 24 小时，随机分为 2 组，编号。对照组和给药组分别灌服等容积的 5％阿拉伯胶的水溶液、木香丙酮提取物。1 小时后每只大鼠灌服无水乙醇（1ml/100g 体重），再过 1 小时用 CO_2 处死动物，开腹取胃，结扎贲门，由幽门注入 1％的福尔马林溶液 10ml，结扎幽门，再将胃浸泡于 1％福尔马林溶液中 10 分钟，以固定胃内外层。沿胃大弯剪开胃，用自来水轻轻冲洗去胃内容物，将胃平展在玻璃板上，用棉球轻轻拭去附着于胃黏膜上的血丝，观察胃黏膜损伤程度，可见黏膜充血、水肿、纵行深褐色条索状溃疡。将每只大鼠所有损伤长度的总和作为该大鼠的溃疡指数。也可用打分的半定量方式表示溃疡指数：瘀血点为 1 分，线状瘀血长度小于 1mm 者为 2 分，1～2mm 者为 3 分，3～4mm 者为 4 分，大于 5mm 者为 5 分，全胃分数的总和为该鼠的溃疡指数，按下列公式计算溃疡抑制率和溃疡发生率。

$$溃疡抑制率（\%）=\frac{对照组溃疡指数-给药组溃疡指数}{对照组溃疡指数}\times100\%$$

$$溃疡发生率（\%）=\frac{形成溃疡动物数}{实验动物数}\times100\%$$

实验结束合并全班数据进行统计，计算各组溃疡抑制百分率和溃疡发生率的平均数（$\bar{x}$）和标准差（SD），用统计学方法检验其差异性。

【结果】　将结果填入表 4-11。

表 4-11　木香对大鼠胃黏膜损伤的影响（$\bar{x}\pm SD$）

组别	剂量（g/kg）	动物数（n）	溃疡指数	溃疡抑制率（％）	溃疡发生率（％）
对照组					
给药组					

注意事项

①胃黏膜损伤程度与乙醇浓度及灌服时间有关；②注入胃内的福尔马林溶液量要准确，以免影响实验结果。

【思考题】

(1)胃黏膜屏障保护药有哪些？

(2)结合实验结果分析木香的药理机制。

训练六　家兔耳缘静脉注射

标准操作法

捉持固定:一手抓住颈背部皮肤,轻轻将兔提起;另一手托住其臀部,将家兔置于木制或铁皮制的兔固定盒内。

耳缘静脉注射:选定耳缘静脉(耳背内侧),拔去耳缘部被毛,用乙醇棉球涂擦或示指弹动兔耳,促进静脉充血。然后用左手拇指和示指压住耳根端,拇指和环指夹住兔耳尖部拉直,待静脉血液充盈后,针头由接近耳尖部刺入静脉,并顺血管平行方向深入 1cm,再用拇指和示指固定针头处,注入药液。注射量通常为 2ml/kg 体重。

操作要点:①注射时应先从耳尖部开始,如失败,再向耳根部移动;②下针时,看准血管,成 40°插入,再降低针头高度到与兔耳平行,插进血管后,再回拉一小部分,最后左手夹紧兔耳的同时,按住针尾;③注射完毕后,用棉球压住针孔,以免出血。

可与本章"第三节　动物实验常用手术操作基本方法训练"共同进行。

第二节　动物实验常用麻醉方法

训练七　小鼠注射麻醉法

标准操作法

捉持固定:左手的小指和环指抓住小鼠的尾巴,另外三指抓住小鼠的颈部,使小鼠的头部向下。这样腹腔中的器官就会自然移向胸部,防止注射器刺入时损伤大肠、小肠等器官。

注射麻醉:注射时右手持注射器,将针头从下腹部朝头方向刺入腹腔,当感觉到针尖落空感时表明针已经进入腹腔。将 3%戊巴比妥钠按 45mg/kg 体重腹腔注射。

操作要点:①腹腔注射时针头可以在腹部皮下穿行一小段距离,进针的动作要轻柔,以防刺伤腹部器官;②注射完药物后,缓缓拔出针头,并轻微旋转针头,防止漏液;③动物麻醉后注意保暖。

实验八　药物对小鼠睡眠时间的影响

【目的】　①观察催眠类药物与中枢抑制药的协同作用;②了解催眠作用实验方法。

【原理】　戊巴比妥钠是中枢抑制药,阈剂量引起镇静催眠的作用,使小鼠翻正反射消失。酸枣仁属安神药,有明显的镇静催眠作用,能使阈剂量戊巴比妥钠所引起小鼠睡眠时间明显延长。

【材料】　动物:小鼠,体重 18～22g,雌性。

药品:枣仁安神胶囊、4%戊巴比妥钠。

试剂:生理盐水。

主要器材:体重秤、秒表、灌胃器、注射器。

【方法】　取小鼠 30 只,称重,随机分为戊巴比妥钠组、枣仁安神胶囊组、正常对照组,每组 10 只。戊巴比妥钠组腹腔注射戊巴比妥钠 40mg/kg 体重;枣仁安神胶囊组灌胃枣仁安神胶囊 0.3g/kg 体重,末次给药后 60 分钟,腹腔注射戊巴比妥钠 40mg/kg 体重;正常对照组腹腔注射等体积生理盐水。记录各组动物睡眠时间(以小鼠翻正反射消失 1 分钟以上为入睡指标,从翻正反射消失至恢复时间为睡眠时间)。枣仁安神胶囊组与正常对照组比较,用统计学方法检验其差异性。

【结果】　将实验数据和结果填入表 4-12。

表 4-12　枣仁安神胶囊对戊巴比妥钠睡眠时间的影响($\bar{x} \pm SD$)

组别	剂量(g/kg)	动物数(n)	睡眠时间(分钟)
正常对照组			
戊巴比妥钠组			
枣仁安神胶囊组			

注意事项

①正式实验前要进行预实验,找出戊巴比妥钠的阈剂量;②冬季室温低、动物不易苏醒,注意保温;③实验观察指标除睡眠时间外,还可记录入睡潜伏期,阈下剂量小鼠睡眠个数及睡眠百分率。

【思考题】

(1)酸枣仁延长戊巴比妥钠小鼠睡眠时间的机制是什么?

(2)本方法用于筛选中枢抑制药的优缺点有哪些?

第三节　动物实验常用手术操作基本方法训练

一、去毛方法

动物实验前应去除实验操作部位的被毛,以免影响实验操作和观察。常用的被毛去除方法包括剪毛法、拔毛法、剃毛法和脱毛法。

(一)剪毛法

固定动物后,绷紧局部皮肤,用剪毛剪或弯头剪紧贴动物皮肤,依次剪去所需部位的被毛。剪毛时需注意:①把剪刀贴紧皮肤,切勿用手提起被毛,以免剪破皮肤;②剪下的毛集中放在一个容器内,防止到处乱飞;③剪完后用一湿布擦净遗落在手术野和手术台周围的毛,以保证手术野的清洁。

(二)拔毛法

将动物固定后,用拇指、示指将所需部位的被毛拔去。为使血管显示得更清楚,还可在拔毛处涂上一层水。拔毛法在兔耳缘静脉或大、小白鼠尾静脉注射或取血时较为常用。

(三)剃毛法

实验动物固定后，首先用温肥皂水将需剃毛部位的被毛充分浸润，然后用弯头剪先剪去被毛，再用剃毛刀顺被毛方向剃毛。剃毛时必须绷紧局部皮肤，尽量不要剃破皮肤。剃毛法常用于大动物手术区域皮肤的术前准备。如采用电动剃毛刀，可逆被毛方向剃毛，比较方便。

(四)脱毛法

脱毛法是用化学药品脱去实验动物被毛，适用于大动物无菌手术、观察动物局部皮肤血液循环。方法：先将欲脱毛部位的被毛剪短，再用棉球蘸脱毛剂，在局部涂一薄层，2～3分钟后，用温水洗去脱下的被毛，然后用纱布将局部擦干，涂一层油脂即可。

二、消毒方法

去除被毛后，先用2%甲酚皂溶液（来苏尔）洗刷手术部位及其周围皮肤，用消毒纱布擦干，以75%乙醇脱脂，涂擦3%～5%的碘酊，再用75%的乙醇脱碘。消毒顺序是先中心后外周。若消毒感染伤口，则应先从外周开始，最后擦伤口，已被污染的棉球不能再接触清洁部位。

三、皮肤切开

备皮后，定好切口的起止点，必要时可做上标记。切口方向要尽可能与组织纤维走向一致。切口大小以既便于手术操作又不过多地暴露组织器官为宜。切开时，手术者以左手拇指和示指绷紧上端皮肤，右手持手术刀，以适当的力度一次性切开皮肤及皮下组织，直至肌层。剪开肌膜，用止血钳或手指钝性分离肌纤维至所需长度。若切口与肌纤维走向不同，则应先结扎肌肉两端，再从中间横向剪断。切口应由外向内逐次减小，以便于观察和止血。

四、气管剥离

备皮，用手术刀沿颈部正中线从甲状软骨处向下靠近胸骨上缘做一切口（家兔切口长4～6cm，犬切口长约10cm）。切开皮肤后，用止血钳依次分开皮下结缔组织及颈前正中肌肉，暴露气管。然后分离气管两侧以及气管与食管之间的结缔组织，游离出气管。分离气管时，注意止血钳勿插入过深，以免损伤食管及周围小血管。

五、血管剥离

血管比较娇嫩，在剥离过程中要耐心、细致、动作轻柔。切不可用带齿的镊子进行剥离，也不能用止血钳或镊子夹持，以免其结构或功能受损。

剥离大血管时，应先用蚊式止血钳将血管周围的结缔组织稍加分离，然后用大小适宜的止血钳将其从周围的结缔组织中游离出来。游离段的长短视需要而定。

剥离小血管时，要特别注意保持局部解剖位置，不要把结构关系弄乱，同时需要用眼科镊子或玻璃分针轻轻地进行分离。剥离完毕后，在血管的下方穿以浸透生理盐水的手术丝线（根据需要穿一根或两根）备用。然后盖上一块浸以生理盐水的棉片或纱布，以防组织干燥。

六、切口的缝合方法

慢性动物实验的手术切口必须进行缝合。缝合前应彻底止血，清洁切口。切口缝合要分层进行,消除"死腔"。缝合皮肤之前,需要用 75％乙醇或 0.1％苯扎溴铵溶液(新洁尔灭)再涂擦消毒皮肤一次。皮肤缝合一般用丝线和三棱针做单纯间断缝合;筋膜、肌肉等用弯圆针做连续缝合;易碎组织用弯圆针做褥式缝合。

根据切口愈合情况,适时拆除外部创口的缝线,拆线前,应进行缝合处的常规消毒。

训练八　手术基本训练

实验九　药物对大鼠应激性溃疡的保护作用（大鼠灌胃、解剖训练）

【目的】　①学习大鼠急性胃溃疡模型的造模方法;②观察药物对大鼠应激性溃疡的保护作用。

【原理】　H_2 受体阻滞剂及质子泵阻滞剂是治疗消化性溃疡的常用药物。奥美拉唑为常用质子泵抑制剂,能够抑制胃壁细胞质子泵,减少胃酸分泌,改善胃内酸碱环境;此外,奥美拉唑能够促进胃黏膜损伤的改善,有助于改善新陈代谢、促进黏膜修复。奥美拉唑可改善胃酸pH,使胃酸 pH 提升至 6 以上。

【材料】　动物:大鼠,体重 200～250g。

药品:3％羧甲基纤维素钠(CMC)、奥美拉唑。

试剂:1％甲醛、生理盐水。

主要器材:体重秤、注射器、手术器械、玻璃板、温度计。

【方法】　取大鼠 20 只,雌雄各半,随机分为 2 组,奥美拉唑组和对照组,每组 10 只,亦雌雄各半。奥美拉唑组以 3.6mg/kg 奥美拉唑灌胃给药 1 次/天,连续 14 天;对照组给予等体积3％CMC,第 13 天禁食。两组均于末次给药后 12 小时,将大鼠在浅麻醉下,捆绑于木板上,醒后浸于 23℃水槽中,8 小时后拉断颈椎处死,剖腹取胃,结扎幽门,从贲门注入 1％甲醛 10ml,结扎贲门,30 分钟后沿胃大弯剪开胃,将胃平展于玻璃板上,检查胃壁溃疡,按张守仁法划级,在带测微尺的解剖显微镜下量取溃疡的横径和竖径,求出平均半径,并计算溃疡面积。

【结果】　将实验数据和结果填入表 4-13。

表 4-13　奥美拉唑对大鼠应激性溃疡的影响($\bar{x} \pm SD$)

组别	动物数(n)	剂量(mg/kg)	给药后时间(小时)	溃疡分级
对照组				
奥美拉唑组				

【思考题】

(1)治疗应激性溃疡的药物有哪些? 作用机制分别是什么?

(2)CMC 的药理作用及临床运用。

实验十　药物对大鼠胃黏膜的保护作用(幽门结扎法)

【目的】　①学习大鼠急性胃溃疡模型的造模方法;②观察药物对胃黏膜的保护作用。

【原理】　乙醇可通过减少胃黏膜中前列腺素、氨基己糖含量,降低胃黏膜血流量,减少胃黏膜跨膜电位差,破坏主细胞,减少黏液分泌,引起胃黏膜微循环障碍等,从而破坏胃黏膜屏障的完整性导致溃疡。观察药物对乙醇所致急性胃黏膜损伤的影响,可了解药物对胃黏膜的保护作用。

【材料】　动物:大鼠,体重 200～250g。

药品:西咪替丁、木香丙酮提取物。

试剂:无水乙醇、1%甲醛溶液、生理盐水。

主要器材:大鼠固定板、大鼠灌胃器、注射器、手术器械、直尺、体重秤。

【方法】　取大鼠 40 只,称重,随机分为西咪替丁组、正常对照组、木香提取物组及模型对照组,每组 10 只,禁食不禁水 24 小时后,正常对照组及模型对照组灌服等容积 5%阿拉伯胶的水溶液,西咪替丁组灌服西咪替丁 0.1g/kg 体重,木香提取物组灌服木香丙酮提取物20g/kg 体重,1 小时后除正常对照组外每只大鼠灌服无水乙醇(1ml/100g 体重),1 小时后处死动物,取胃,结扎贲门,由幽门注入 1%的甲醛溶液 10ml,结扎幽门,再将胃浸泡于 1%甲醛溶液中 10 分钟,以固定胃内外层。沿胃大弯剪开胃,用自来水轻轻冲洗去胃内容物,将胃平展在玻璃板上,用棉球轻轻拭去附挂于胃黏膜上的血丝,观察胃黏膜损伤程度,可见黏膜充血、水肿、纵行深褐色条索状溃疡。将每只大鼠所有损伤长度的总和作为该大鼠的溃疡指数。也可用打分的半定量方式表示溃疡指数:瘀血点为 1 分,线状瘀血长度小于 1mm 者为 2 分,1～2mm 者为 3 分,3～4mm 者为 4 分,大于 5mm 者为 5 分,全胃分数的总和为该鼠的溃疡指数,按下列公式计算溃疡抑制率和溃疡发生率。用统计学方法检验其差异性。

$$溃疡抑制率(\%)=\frac{对照组溃疡指数-给药组溃疡指数}{对照组溃疡指数}\times100\%$$

$$溃疡发生率(\%)=\frac{形成溃疡动物数}{实验动物数}\times100\%$$

木香丙酮提取物的制备:用 5 倍量丙酮浸泡木香 24 小时,浸泡期间振摇数次,过滤,待滤液挥发尽丙酮后,将提取物用 2%阿拉伯胶及蒸馏水研磨,制成 1g/ml 木香药液。

【结果】　将实验数据和结果填入表 4-14。

表 4-14　药物对大鼠胃黏膜损伤的影响($\bar{x}\pm SD$)

组别	剂量(g/kg)	动物数(n)	溃疡指数	溃疡抑制率(%)	溃疡发生率(%)
正常对照组					
模型对照组					
西咪替丁组					
木香提取物组					

注意事项
①胃黏膜损伤程度与乙醇浓度及灌服时间有关；②应注意给药时间和处死时间的准确性。

【思考题】　胃黏膜屏障保护药有哪些？

第四节　实验标本、样本的收集方法

训练九　大鼠脏器的取样

标准操作法

大鼠的剖检：动物尸体摆成仰卧位，将四肢固定，用水浸湿被毛。从下颌中央开始到耻骨联合做正中垂直切口，用骨剪把左右肋骨剪断后，将胸骨向前下方翻开，即可暴露胸、腹腔。按胸腔、腹腔、颅腔的次序观察各脏器位置、形状及彼此相互关系。

大鼠脏器的取样：分别取下各脏器。先在胸腔入口处切断食管和气管，将心和肺一起取出。再依次摘除腹部脏器脾、肝、肾上腺、肾、胃、肠和盆腔器官，最后取出脑和垂体，分别进行各脏器的检查。

操作要点：①动作要轻柔；②先观察各脏器位置、形状，然后取下；③注意按顺序取出腹腔脏器，其顺序为脾、小肠、大肠、胃、十二指肠、胰、肝和胆囊、肾上腺、肾。

实验十一　乙酰苯肼对大鼠的长期毒性实验

【目的】　掌握乙酰苯肼长期毒性实验方法。

【原理】　乙酰苯肼（APH）是强氧化剂，对红细胞有缓慢的进行性氧化性损伤作用，尤其能干扰红细胞的葡萄糖-6-磷酸脱氢酶（G-6-PD），促进血红蛋白变性而形成海氏小体，使红细胞易于崩解，最终造成机体溶血性贫血，故出现红细胞明显减少，血红蛋白、血容量随之下降，而网织红细胞却发生代偿性增高，肝脾明显增大。由于红细胞破坏、减少，而引起严重缺氧，进而可导致肌肤、黏膜、毛发及脏器失养而见血虚症候。

大鼠的实验操作

【材料】　动物：大鼠，体重 160～200g，雌性。
药品：2％乙酰苯肼生理盐水注射液、生理盐水注射液。
主要器材：注射器、毛细管、电子天平、剪刀、镊子、眼科剪。

【方法】　24 只大鼠随机分成 4 组，每组 6 只。低剂量组每天皮下注射 2％乙酰苯肼生理盐水注射液 10mg/kg 体重,中剂量组每天皮下注射 2% 乙酰苯肼生理盐水注射液 30mg/kg 体重,高剂量组每天皮下注射 2% 乙酰苯肼生理盐水注射液 90mg/kg 体重,正常对照组每天皮下注射用等剂量生理盐水,观察一般情况。实验第 11 天结束,眼眶取血,进行外周血检测,主要指标有红细胞计数(RBC)、血红蛋白(Hb)、血小板(PLT)、白细胞计数(WBC)。实验结束称大鼠体重,断头处死后称取肝脏、脾脏湿重。取大鼠胸腔、腹腔及颅腔脏器进行病理检查。

【结果】 将实验结果填入表 4-15。

表 4-15 乙酰苯肼对大鼠的长期毒性实验($\bar{x} \pm SD$)

组别	外周血检测				肝脏(g)	脾脏(g)
	RBC($\times 10^{12}$/L)	Hb(g/L)	PLT($\times 10^9$/L)	WBC($\times 10^9$/L)		
正常对照组						
低剂量组						
中剂量组						
高剂量组						

注意事项
①要对动物进行随机化分组;②各组大鼠给药剂量要准确;③皮下注射时进针的深浅要一致。

【思考题】 如何设计长期毒性实验的给药剂量?

实验十二 药物对大鼠肝脏的毒性作用(血液及肝脏的收集、采取)

【目的】 ①学习血液及肝脏的收集、采取方法;②掌握评价药物对肝脏毒性作用的实验方法。

【原理】 四氯化碳(CCl_4)经肝脏细胞色素 P450 代谢,生成三氯甲基自由基和氯自由基,攻击肝细胞内质网膜上的磷脂分子,引起膜的脂质过氧化,再与膜脂质和蛋白质大分子进行共价结合,影响蛋白质代谢,并且破坏膜结构和功能的完整性,钙离子内流增加,从而引起肝细胞坏死,胞质内转氨酶渗入血液。

【材料】 动物:Wistar 大鼠,体重 250~300g。

药物:CCl_4、乌拉坦、磷酸盐缓冲液(PBS)、甲醛、乙醇、二甲苯、血清肝功检测试剂盒。

器材:注射器、体重秤、全自动生化分析仪。

【方法】 取大鼠 40 只,称重,编号,随机分为空白对照组和给药组。给药组以 CCl_4 1ml/kg 体重一次性腹腔或皮下注射 CCl_4;空白对照组一次性腹腔或皮下注射生理盐水 1ml/kg 体重。6 小时后腹腔注射乌拉坦 1g/kg(25%,4ml/kg)麻醉大鼠,经腹主动脉采血 4ml,将全血静置 10 分钟,以每分钟 3500 转离心 10 分钟,分离血清,于 -20℃ 低温保存,按血清肝功检测试剂盒说明书测定丙氨酸转氨酶（ALT）、天冬氨酸转氨酶（AST）、总胆红素（TB）。迅速取出肝脏，将周围结缔组织剔除后放入 4℃ PBS 中清洗血污，再用滤纸轻轻吸去肝脏表面血液及液体，然后称重，计算肝脏系数（肝脏系数＝肝脏重量/体重×100％）。留取右侧肝脏同一部位组织 2 块（约 1cm×1cm×0.5cm），放入 10％甲醛中固定，梯度乙醇脱水，二甲苯透明，常规石蜡包埋切片，HE 染色，光学树脂封片，光镜下观察肝脏组织病理改变。

小鼠的实验操作

【结果】　将实验数据和结果填入表 4-16。

表 4-16　各组的 ALT、AST、TB 检测结果（$\bar{x} \pm SD$）

组别	剂量(ml/kg)	动物数(n)	ALT(U/L)	AST(U/L)	TB(μmol/L)
空白对照组					
给药组					

注意事项

①CCl_4 易挥发，可经呼吸道吸收，对人体有一定的毒性，操作时应注意；②CCl_4 与溶剂植物油必须充分搅拌，完全均匀溶解后才可染毒动物；③动物注射肝脏毒物后必须禁食，否则不能形成显著肝损伤。

【思考题】　肝功能检测注意事项有哪些?

中 篇

综合性及设计性实验

<table>
<tr><td>第五章</td><td># 综合性实验</td></tr>
</table>

综合性实验是培养学生的整体素养与能力的一类实验,体现在运用两门或两门以上课程知识来进行实验设计和实验操作,锻炼学生综合运用所学各门课程的相关知识和实验技术的能力。

实验一 药物对中枢神经系统的影响实验(自主活动、学习记忆、协调性实验)

(一)实验目的

通过本实验训练学生查阅文献的能力、考查其对《药理学》及《中药药理学》中所学知识、《天然药物化学》或《中药化学》中皂苷的提取方法、《数理统计学》中数据的处理方法与相应统计软件的应用以及《应用文写作》中科研论文的撰写方法等知识的掌握情况。

(二)提示性问题

(1)中枢神经系统实验都有哪些?常用的实验方法有哪些?

(2)化学药物中具有中枢神经系统作用的药物有哪些?

(3)人参总皂苷对中枢神经系统的作用体现在哪些方面?

(4)人参中哪种成分对中枢神经系统抗应激作用最强?哪种提取方法能将有效成分最大程度的保留?

一、人参总皂苷对小鼠自主活动的影响

【目的】 ①学习掌握镇静实验的研究方法;②观察具有镇静作用的药物对小鼠自发活动的影响。

【原理】 在自主活动实验箱内,将一束或几束光线从一侧投射到对侧光电感应器(光电管、光导管、光敏管)上,如果动物在箱内活动,光电感应器发生改变,通过放大装置启动继电器,进而记录动物在箱内活动的次数,作为自主活动指标。

【材料】 动物:小鼠,雌雄各半,体重 18～22g。

药品:0.1%盐酸氯丙嗪注射液、人参总皂苷(2.5mg/kg)。

试剂:生理盐水。

器材:小动物自主活动测定仪、灌胃器、注射器、电子秤。

【方法】 取小鼠 30 只,称重,随机分为正常组、氯丙嗪组及人参总皂苷组,每组 10 只。氯丙嗪组腹腔注射 0.1%盐酸氯丙嗪溶液

药物对小鼠自主活动的影响

0.1ml/10g 体重,人参总皂苷组以 2.5mg/kg 浓度口服灌胃,正常组腹腔注射等容积生理盐水。给药后 1 小时将小鼠置于小动物自主活动测定仪内,适应 5 分钟后,记录 5 分钟内小鼠活动次数,用统计学方法检验其差异性。

【结果】 将实验数据和结果填入表 5-1。

表 5-1　人参总皂苷对小鼠自由活动次数的影响($\bar{x} \pm SD$)

组别	剂量(g/kg)	动物数(n)	自主活动次数
正常组			
氯丙嗪组			
人参总皂苷组			

注意事项

①动物实验前先禁食 12 小时,以增加觅食活动;②光电感应器计数反映的正常动物活动次数值若不是常态分布,处理实验数据时应进行换算;③动物放入箱内需要一个适应过程,各组间实验条件应尽量保持一致。

【思考题】
(1)人参总皂苷镇静作用的机制是什么?
(2)氯丙嗪镇静作用的特点及机制。

二、人参总皂苷对小鼠学习记忆的影响

【目的】 ①研究人参总皂苷对小鼠学习记忆功能的影响;②掌握电击对小鼠记忆的影响。

【原理】 记忆是过去的经验在头脑中的反映,分为瞬时记忆、短时记忆和长时记忆。记忆包括识记、保持、回忆、再认这 4 个过程,利用电休克小鼠能测试其记忆的保持情况。

【材料】 动物:小鼠,雌雄各半,体重 18~22g。

药品:人参总皂苷(2.5mg/kg 体重)。

试剂:生理盐水。

主要器材:电子秤、计时器、灌胃器、小鼠跳台记录仪、变压器、电源线、广口瓶。

【方法】 取小鼠 20 只,称重,随机分为正常组、人参总皂苷组,每组 10 只。人参总皂苷组口服灌胃人参总皂苷 2.5mg/kg 体重,正常组腹腔注射等容积生理盐水,给药后 1 小时进行跳台实验,测试小鼠学习能力;24 小时后重复跳台实验,测试小鼠记忆保持能力。末次给药后 1 小时开始训练,让小鼠在箱内适应 3 分钟后通 36V 交流电。从计时开始到小鼠第一次跳下平台的时间,作为潜伏期(step down latency,SDL),SDL>300 秒则按 300 秒记录,同时记录 5 分钟内小鼠跳下平台遭受电击的次数(即错误次数),以此作为学习成绩。24 小时后重复实验,测其记忆保持能力。将上述刺激过的小鼠置于绝缘平台上,随即通电并开始计时,记录从计时开始至小鼠跳下平台的时间作为潜伏期,同时记录 5 分钟内小鼠跳下平台遭受电击的次数(即错误次数),以此作为记忆能力的成绩。

【结果】 将实验数据和结果填入表 5-2。

表 5-2　小鼠跳台成绩测定结果

组别	动物数 (n)	剂量 (mg/kg 体重)	学习		记忆	
			上台潜伏期(秒)	触电次数(次)	下台潜伏期(秒)	触电次数(次)
正常组						
人参总皂苷组						

注意事项

①小鼠要轻拿轻放,尾朝洞口;②减少刺激,勿提尾部甩动;③保持安静,不要刺激小鼠;④注意安全,小心用电。

三、药物对小鼠睡眠时间的影响

【目的】　①观察安神类药物对中枢抑制药的协同作用;②了解催眠实验的研究表现为使小鼠翻正反射消失。苯二氮䓬类药物有明显的催眠作用,能延长阈剂量下戊巴比妥钠所致小鼠睡眠时间。

【材料】　动物:小鼠,雌雄各半,体重 18～22g。

药品:苯二氮䓬类药物、4%戊巴比妥钠。

试剂:生理盐水。

主要器材:电子秤、计时器、灌胃器、注射器。

【方法】　取小鼠 30 只,称重,随机分为正常对照组、戊巴比妥钠组、苯二氮䓬组,每组 10 只。戊巴比妥钠组腹腔注射 4%戊巴比妥钠 0.1ml/10g 体重,正常对照组腹腔注射等容积生理盐水,苯二氮䓬组按 0.5mg/kg 体重灌胃给药,并于给药 1 小时后,腹腔注射 4%戊巴比妥钠 0.1ml/10g 体重。分别记录各组动物睡眠时间(以小鼠翻正反射消失 1 分钟开始计时,至翻正反射恢复时间计时结束,这一时间段作为睡眠持续时间)。用统计学方法检验其差异性。

【结果】　将实验数据和结果填入表 5-3。

表 5-3　药物对小鼠睡眠时间的影响($\bar{x} \pm SD$)

组别	剂量(g/kg)	动物数(n)	睡眠时间(分钟)
正常对照组			
戊巴比妥钠组			
苯二氮䓬组			

注意事项

①实验前要进行预实验,找出戊巴比妥钠的阈剂量;②冬季室温低、动物不易苏醒,注意保温;③实验观察指标除睡眠时间外,还可记录入睡潜伏期、阈下剂量小鼠睡眠个数及睡眠百分率。

【思考题】

（1）苯二氮䓬类延长戊巴比妥钠小鼠睡眠时间的机制是什么？

（2）本方法作为筛选中枢抑制药的优缺点有哪些？

实验二　药物的毒性反应及解救（有机磷酸酯中毒的解救）

（一）实验目的

通过本实验训练学生查阅文献的能力、考查学生对《药理学》《药物代谢动力学》中所学知识、运用《数理统计学》中数据的处理方法与相应统计软件进行数理统计，以及《应用文写作》中科研论文的撰写方法等知识和技能的掌握情况。

（二）提示性问题

（1）有机磷酸酯中毒的机制是什么？

（2）在解救中阿托品药理作用是什么？

（3）解磷定的解毒机制是什么？

（4）给药的注意事项有哪些？

药物中毒的解救实验

【目的】　①观察家兔经胃给予敌百虫后出现的中毒症状；②观察M胆碱受体阻断药阿托品和胆碱酯酶复活药碘解磷定对敌百虫中毒的治疗作用；③学习家兔灌胃技术。

【原理】　有机磷与乙酰胆碱酯酶（AChE）牢固结合，使AChE失活ACh升高，ACh一直与M-R、N-R结合产生中毒症状。有机磷酸酯中毒后，酶迅速"老化"，难复活，必须等待新生胆碱酯酶。阿托品为M胆碱受体阻断药，竞争性拮抗M胆碱受体，能迅速解除有机磷酸酯中毒的M样症状，大剂量时对神经节的N受体也有阻断作用。碘解磷定一方面与磷酰化胆碱酯酶结合产生磷酰化解磷定置换出AChE；另一方面与游离的有机磷酸酯类结合起到解毒作用。

【材料】　动物：家兔1只。

药品：5%精制敌百虫溶液、0.2%硫酸阿托品溶液、2.5%碘解磷定溶液。

主要器材：（1ml、5ml、10ml、50ml）注射器、开口器、导尿管、测瞳尺、婴儿秤、干棉球、烧杯、滤纸、计时器。

【方法】　（1）取禁食12小时的家兔1只，称重，观察并记录下列指标，见表5-4。

（2）插管并灌胃（固定家兔，用开口器固定，灌胃管湿润后插入，并检查是否进入食管，方法是将一端放入盛水的烧杯中，观察无气泡即可）。5%精制敌百虫溶液500mg/kg体重（按10.0ml/kg体重）灌胃，再抽取少量生理盐水将残留药物灌入胃中。

（3）严密观察家兔的中毒症状，并记录上述指标。

（4）中毒症状明显后，耳缘静脉注射硫酸阿托品2mg/kg体重（按1ml/kg体重），观察各项指标变化情况。

（5）5分钟后耳缘静脉注射碘解磷定50mg/kg体重（按2ml/kg体重），观察各项指标变化情况。

【结果】　将实验结果整理记录于表5-4。

表 5-4 用药后各项指标变化情况

指标	用敌百虫前	用敌百虫后	用阿托品后	用碘解磷定后
一般情况	正常			
左侧瞳孔	8mm			
右侧瞳孔	8mm			
唾液分泌	不明显			
大小便	正常			
呼吸频率	60 次/分			
肌震颤	无			

【思考题】
(1)有机磷酸酯中毒的症状有哪些?
(2)解救有机磷酸酯中毒的原则和方法是什么?

实验三　药物相互作用实验

(一) 实验目的

通过本实验训练学生查阅文献的能力、考查学生对《药理学》《药物代谢动力学》《药物治疗学》中所学知识、运用《数理统计学》中数据的处理方法与相应统计软件进行数理统计,以及《应用文写作》中科研论文的撰写方法等知识和技能的掌握情况。

(二)提示性问题

(1)什么是药物的相互作用,引起药物相互作用的因素有哪些?
(2)肝药酶活性的影响在药物相互作用中的特点是什么?
(3)常见的肝药酶诱导剂及肝药酶抑制剂有哪些?
(4)戊巴比妥钠对肝药酶的作用及作用机制是什么?

【目的】　观察药物对肝药酶的诱导和抑制作用。

【原理】　肝药酶是肝脏微粒体混合功能酶系统的简称。此酶系是光面内质网上的一组混合功能氧化酶系,主要能催化许多结构不同药物氧化过程的氧化酶系。许多药物或其他化合物可以改变肝药酶的活性,能提高活性的药物称为"药酶诱导剂",反之称为"药酶抑制剂"。苯巴比妥钠可使肝药酶活性增强,从而使戊巴比妥钠代谢加快,药理作用减弱。氯霉素是典型的肝药酶抑制剂,可使肝药酶活性降低,使戊巴比妥钠代谢速度减慢,药理作用增强。

【材料】　动物:小鼠,体重 18～22g,单一性别。

药品:生理盐水、0.5%氯霉素、0.5%戊巴比妥钠溶液。

主要器材:秒表、1ml 注射器、体重秤。

【方法】　取小鼠 30 只,称重,标号,随机分为 3 组:药酶诱导组、药酶抑制组及正常对照组,每组 10 只。药酶诱导组腹腔注射 75mg/kg 体重 0.5%苯巴比妥钠,药酶抑制组及正常对照组均按腹腔注射 10ml/kg 生理盐水,每天 1 次,共 2 天。于第 3 天 3 组分别腹腔注射 50mg/kg 体重 0.5%戊巴比妥钠,但药酶抑制组腹腔注射戊巴比妥钠前 0.5 小时腹腔注射

50mg/kg 体重氯霉素。观察小鼠反应,记录各组小鼠腹腔注射戊巴比妥钠时间、翻正反射消失及恢复时间,计算戊巴比妥钠催眠潜伏期(从腹腔注射该药到翻正反射消失的间隔时间)及催眠时间(从翻正反射消失到翻正反射恢复的间隔时间),用统计学方法检验其差异性。

【结果】 将实验数据和结果填入表 5-5。

表 5-5　药物对戊巴比妥钠睡眠时间的影响($\bar{x} \pm SD$)

组别	剂量(g/kg)	动物数(n)	睡眠时间(分钟)
正常对照组			
药酶诱导组			
药酶抑制组			

注意事项

(1)氯霉素溶液有结晶析出时可在水浴中加热溶解。吸取氯霉素溶液的注射器应预先干燥,否则易结晶堵塞针头。

(2)本实验过程中,室温不宜低于 20℃,否则,由于温度较低,戊巴比妥钠代谢缓慢,使动物不易苏醒。

(3)催眠潜伏期为开始给药到动物翻正反射消失的间隔时间,睡眠持续时间为翻正反射消失至恢复的间隔时间。

【思考题】

(1)简述苯巴比妥钠及氯霉素对戊巴比妥钠催眠时间的影响。

(2)试述常见的肝药酶诱导剂与抑制剂有哪些?

实验四　不同给药途径对药理作用的影响

(一)实验目的

通过本实验训练学生查阅文献的能力、考查学生对《药理学》中所学知识、运用《数理统计学》中数据的处理方法与相应统计软件进行数理统计,以及《应用文写作》中科研论文的撰写方法等知识和技能的掌握情况。

(二)提示性问题

(1)影响药物作用的因素有哪些?

(2)给药途径对药物作用的影响有哪些?

【目的】 学习小鼠不同途径的给药方法,观察不同给药途径对药物作用快慢和强弱的影响。

【原理】 不同给药途径可影响药物的作用,口服硫酸镁难被吸收,可在肠腔内形成高渗溶液而减少水分吸收,增大肠内容积,刺激肠壁,导致肠蠕动加快,具有导泻和利胆作用,而硫酸镁注射时则可被机体吸收而特异性地竞争 Ca^{2+} 结合位点,拮抗 Ca^{2+} 的作用,产生止痉、镇静和降低颅内压功效。

【材料】 动物:小鼠,体重 18～22g,单一性别。

药品:12%硫酸镁溶液。

主要器材:体重秤、鼠盒、1ml 注射器、小鼠灌胃针头、小烧杯、方盆等。

【方法】 取体重相近的小鼠 2 只,分别称重、标号,以甲、乙编号,观察各鼠的一般情况,依次给药。甲鼠灌胃法给予 12%硫酸镁溶液 0.1ml/10g 体重,乙鼠腹腔注射给予 12%硫酸镁溶液 0.1ml/10g 体重。给药后立即观察、记录出现的症状,并比较 2 只小鼠出现的症状有无差别,进行结果分析与讨论。

【结果】 将实验数据和结果填入表 5-6。

表 5-6 硫酸镁不同给药途径给药对小鼠的影响

鼠号	性别	体重(g)	给药途径	剂量(g/kg)	给药后小鼠出现的症状
甲鼠					
乙鼠					

注意事项

灌胃给药时应避免灌胃针头穿破食管或胃,使硫酸镁进入胸腔或腹腔,而出现呼吸抑制,甚至呼吸麻痹而死亡。

【思考题】

(1)为什么不同给药途径会影响药物作用?

(2)比较各种给药途径的优、缺点。

实验五 药物对实验动物血压的影响

(一)实验目的

通过本实验训练学生查阅文献的能力、考查学生对《药理学》中所学知识、运用《数理统计学》中数据的处理方法与相应统计软件进行数理统计以及《应用文写作》中科研论文的撰写方法等知识和技能的掌握情况。

(二)提示性问题

(1)常见的对血压有影响的药物有哪些?

(2)动物常用的麻醉方法有哪些?

(3)血压的测定方法有哪些?

(4)实验所用药物对血压的影响的作用机制是什么?

(5)什么是肾上腺素升压作用的反转?

【目的】 学习药物对麻醉动物血压影响的实验方法。掌握动物实验基本麻醉、固定、手术操作、插管、连接换能器的技巧。掌握多道生理记录仪的基本操作方法及软件的使用方法。观察传出神经药物对正常血压的影响,通过观察药物对犬血压的影响来理解其药理作用与药物之间的相互关系,能根据受体学说初步分析其作用机制;观察中药对血压的作用。

【原理】 传出神经药物大部分都是通过激动或抑制相应受体而发挥其药理作用,激动剂与抑制剂之间存在相互拮抗的效应。

本实验利用直接测定血压的方法,插入颈总动脉的动脉插管与压力换能器构成抗凝密闭系统,从与压力换能器相连的生物信号采集系统可读出血压值,通过机器所带的软件,可以进行统计学分析。

【材料】 动物:犬,体重 10~15kg。

药品:10%水合氯醛(200mg/kg 体重)、0.01%肾上腺素(10μg/kg 体重)、0.01%去甲肾上腺素(10μg/kg 体重)、0.001%异丙肾上腺素(2μg/kg 体重)、1%酚妥拉明(0.5mg/kg 体重)、0.1%普萘洛尔(0.2mg/kg 体重)、0.5%阿托品(0.5mg/kg 体重)、100%钩藤碱(5g/kg 体重)。

试剂:0.4%肝素生理盐水、生理盐水。

主要器材:手术器械 1 套、注射器、Y 形气管套管、犬用动脉套管、输液器、纱布、动脉夹、压力换能器、生物信号采集系统、动物呼吸机、婴儿秤。

【方法】 取健康犬 1 只,称重,以 10%水合氯醛 2ml/kg 体重腹腔注射麻醉。将犬以仰卧位固定于手术台上,剪去颈部及右侧腹股沟的毛,在颈部正中线切开皮肤约 10cm,分离两侧肌肉,露出气管,在气管下穿一粗线,轻提气管,做一倒 T 形切口,插入气管套管,用线固定,以保持麻醉犬的通气,若时间长,需连接动物呼吸机。在气管一侧的颈动脉鞘内分离出颈总动脉(注意此处有迷走神经伴行,应将其与颈总动脉分离),在颈总动脉下方近、远心端各穿一根线,远心端结扎,然后用动脉夹夹住近心端,在靠近结扎线处用眼科剪剪一 V 形小口,向心方向插入装有肝素的动脉套管,用线结扎并固定于动脉套管上,动脉套管通过压力换能器连接在生物信号采集系统上。

在右腹股沟处(可扪及股动脉搏动处),纵行切开 3~4cm 的皮肤,向下分离出股静脉,远心端用线结扎,近心端插入输液器的输液针,用线固定,用于输液和给药,打开输液活塞输入 5ml 生理盐水以检测输液器是否完好,有无漏液。

以上操作完毕后,开启计算机,打开"血压的调节"菜单,选择适当的参数,即可进行实验。

慢慢松开颈总动脉夹,在生物信号采集系统上描记犬正常血压曲线,待曲线稳定后,按下列顺序依次给药。每次给药后,都要输入 3ml 生理盐水将余药冲入血管内。待药物作用消失后,再给下一个药。给药顺序如下。

(1)作用于 α 受体与 β 受体的药物。①肾上腺素,0.1ml/kg 体重;②去甲肾上腺素,0.1ml/kg 体重;③酚妥拉明,0.05ml/kg 体重。

(2)作用于 β 受体的药物。①异丙肾上腺素,0.2ml/kg 体重;②普萘洛尔,0.2ml/kg 体重。

中药可选用钩藤碱 5ml/kg 静脉给药,观察给药后 20 分钟内血压变化。

【结果】 截取实验所得血压曲线,并标明血压值、所给药物名称和剂量,反映血压的动态变化,贴入实验报告中,同时将血压值记入表 5-7。

表 5-7 传出神经药物对麻醉犬血压的影响

药物	剂量(mg/kg)	血压(mmHg)			
		给药前	给药后 5 分钟	给药后 10 分钟	给药后 20 分钟
肾上腺素					
去甲肾上腺素					
酚妥拉明					
异丙肾上腺素					
普萘洛尔					
钩藤碱					

注意事项

(1)此实验操作容易发生大出血,操作应仔细、小心,避免大出血和损伤神经,特别是在动脉插管时,不可用力牵拉动脉,以免损伤内膜引起凝血。插管中注满肝素以防凝血,插管插好后,要使套管与颈总动脉保持在一直线上,否则套管尖翘起可戳破动脉而引起大量出血。换能器应与心脏处于同一水平。

(2)所需药物均用生理盐水新鲜配制。

(3)本实验动物可用猫或家兔代替,但家兔对药物耐受性差,可能结果不明显。

【思考题】

(1)传出神经药物的分类有哪些,分别对血压有哪些影响。

(2)中药钩藤碱降压的机制是什么?

第六章　实验设计及要求

第一节　实验设计的基本原则、程序及内容

设计性实验需要学生综合运用文献学、药理学(或中药学及中药药理学)、数理统计学等相关知识,综合考虑实验室条件、基本技能、仪器设备条件、实验方法可行性和数据统计分析相关条件,对实验进行综合设计,全过程考察和提高学生发现问题、解决问题的综合能力,并为未来的学习和工作奠定良好的科研思维基础。

进行设计性实验主要分为以下几步:①明确实验目的,查阅文献,掌握国内外相关研究进展及技术;②通过所掌握的文献和现有条件进行实验的设计并反复论证可行性,注意在设计中要遵循"重复、随机、对照"三原则;③实验的准备,包括实验动物、实验仪器和试剂的采购及准备(包括仪器及试剂的准备、调试、所需要条件等);④实验的构成及实施,实验一般是由预实验和正式实验组成,通过预实验可以发现实验设计方案的不足并适当调整实验方案,保证实验的顺利开展,并注意做好实验原始数据的记录工作;⑤实验数据的处理和结果的分析,通过对数据进行处理和统计,对所取得的结果进行分析,得出相对应的实事求是的结论;⑥实验报告或论文的撰写。

设计性实验可用于基础研究,探讨药物的药理作用及作用机制;也可用于新药的研究开发,设计符合国家相关要求的与功效主治相关的药效学研究。在基础研究中,要在现有的研究方法和理论体系下,有所创新,设计实验来对自己的科学假说进行研究。在新药的研发中,要注意到理论体系的不同,目前我国药物主要分为化学药物、生物制剂和中药(天然药物)三大体系,应按照国家食品药品监督管理部门的要求进行实验设计,由于生物制剂比较特殊,故目前常见的为化学药物及中药(天然药物)的研发,因此,本章也将从这两个方面分别阐述。

第二节　动物给药量的设计

一、给药量的设计、计算

(一)人与动物之间的剂量换算

人与动物对同一药物的耐受性是相差很大的。一般说来,动物的耐受性要比人大,也就是单位体重的用药量动物比人要大。人的各种药物的用量在很多书上可以查得,但动物用药量可查的资料较少,而且动物用的药物种类远不如人的用药种类多。因此,必须将人的用药量换

算成动物的用药量。

1. 等效剂量系数换算法 通过等效剂量表可以将人的用药剂量换算成实验动物的用药剂量(表 6-1)。

表 6-1 人和动物间按体表面积换算的等效剂量比值

类别	小鼠 (20g)	大鼠 (200g)	豚鼠 (400g)	家兔 (1.5kg)	猫 (2kg)	猴 (4kg)	犬 (12kg)	人 (70kg)
小鼠(20g)	1.0	7.0	12.25	27.8	29.7	64.1	124.2	387.9
大鼠(200g)	0.14	1.0	1.74	3.9	4.2	9.2	17.8	56.0
豚鼠(400g)	0.08	0.57	1.0	2.25	2.4	5.2	10.2	31.5
家兔(1.5kg)	0.04	0.25	0.44	1.0	1.08	2.4	4.5	14.2
猫(2kg)	0.03	0.23	0.41	0.92	1.0	2.2	4.1	13.0
猴(4kg)	0.03	0.23	0.41	0.92	1.0	2.2	4.1	13.0
犬(12kg)	0.008	0.06	0.10	0.22	0.23	0.52	1.0	3.1
人(70kg)	0.0026	0.018	0.031	0.07	0.078	0.16	0.32	1.0

例如,人的体重为 70kg,每日服药按生药量计为 60g,查表 6-1,大鼠与人的体表面积比为 0.018,则大鼠用量为 $60 \times 0.018 \times 5 = 5.4g$,即大鼠所用剂量为 5.4g/kg。

2. 体表面积换算法 动物体表面积一般可根据动物体重和体型按 Meeh-Rubner 公式计算,即 $A = R \times W^{2/3}$。

式中 A 为体表面积(m^2),W 为体重(kg),R 为体型系数。常用实验动物与人的 R 值见表 6-2。

表 6-2 常用实验动物与人的体型系数

类别	小鼠	大鼠	豚鼠	家兔	猫	猴	犬	人
R	0.059	0.09	0.099	0.093	0.082	0.111	0.104	0.1

(二)根据相关要求设计给药剂量

在药理学和毒理学研究中,动物给药剂量的设计是关键。剂量偏低难以显示毒性或药物疗效;剂量过高,甚至超过毒性实验剂量,其实验结果则无临床意义。

1. 根据药品与保健食品指导原则要求设计给药剂量

(1)最适剂量的设计。进行药效学对比时,一般选用中效剂量。进行药物解毒或拮抗实验时,剂量应略高一些。反之,在进行药物协同作用实验时,剂量应偏低一些。在探索最适剂量时,应由小剂量开始,在离体器官上实验时按照 3 倍或 10 倍剂量递增,在整体实验时则按照 2 倍或 3.16 倍剂量递增。

(2)剂量递增。动物给药时,应用初始剂量之后,若没有发现疗效,也未发现任何不良反应,可继续按照 2 倍、3.3 倍、5 倍剂量递增,2~4 次可达到预期量,以后每次递增 30%~40%。

2. 根据长期毒性与急性毒性的剂量关系设计给药剂量 长期毒性实验一般至少设高、中、低 3 个剂量给药组。高剂量应使动物出现明显毒性反应,甚至个别动物死亡。低剂量应略高于药效实验的等效剂量。高剂量和低剂量之间设立中剂量。高剂量设计的几种方法如下。

(1)以相同物种的毒性资料做基础,一是以急性毒性的阈剂量为受试物的最高剂量,二是取 LD_{50} 的 1/20～1/5 为最高剂量。高、中、低 3 个剂量之间以相差 3～10 倍为宜,最低不小于 2 倍。如大鼠的高、中、低 3 个剂量可分别用 1/10 LD_{50}、1/50 LD_{50}、1/100 LD_{50}。

(2)根据最大耐受剂量(MTD)推算。以大鼠急性毒性实验的最大无症状剂量(即 MTD)作为最高剂量,各剂量组之间以相差 2～5 倍为宜,最低不小于 2 倍。如大鼠的高、中、低 3 个剂量可设为 MTD、1/3MTD、1/10MTD。

一般认为口服 5g/kg 或静脉注射 2g/kg 时未见急性毒性或死亡,可不必再提高剂量进行实验。

3. 根据药效学与临床剂量的关系设计给药剂量 根据同类药物或国外资料的临床剂量,低剂量应高于临床拟用最大剂量的等效剂量。高剂量设计为临床拟用最大剂量的 30 倍(化学药品)或 50 倍(中药)。

不论以何种方法选择的给药剂量均应通过预实验,以进一步确定合理的剂量范围,并按照等比级数分为 2 个以上剂量组;特殊情况则用等差数进行分组。

二、药液的配制

实验中有时需根据药物剂量(mg/kg 体重)和设定的给药容积(ml/kg 体重),计算出应该配制的药物浓度。

例题:按 50mg/kg 体重的剂量给家兔静脉注射苯巴比妥钠,注射量为 1ml/kg 体重,应配制苯巴比妥钠的浓度是多少?

计算方法:50mg/kg 体重相当于 1ml/kg 体重,因此,1ml 药液应含 50mg 药物,换算成百分比浓度为 1:50 = 100:X,X = 50×100＝5000mg＝5g,即应配制成 5%的苯巴比妥钠溶液。

第三节　常用统计方法的选择

一、实验数据的处理

药理学研究中所观察或测量的实验数据,按实验指标的性质,可分为质反应资料、量反应资料及时反应资料 3 类。

1. 质反应资料 又称计数资料、定性资料。如动物的死亡或存活,治疗的有效或无效,某反应的出现或未出现,以及临床治疗中的痊愈、显效、有效、无效等。质反应资料的特点:每一观察对象只有质的差别,可在总例数中枚举计数,并分别归属于某一档次,通常以发生率(P)、总例数(n)为主要参数。

2. 量反应资料 又称定量资料或计量资料,如血压、体重、血细胞数、心功能指数、炎症抑制率、血压降低百分率等,其特点是每一观察对象可得到一个定量的数据,所以信息丰富得多。通常以均数($\bar{x}$)作为一组数据的集中性参数,以标准差(SD)作为其离散性参数,第三个参数是该组例数(n)。3 个参数常写成 $\bar{x} \pm SD(n)$ 的形式。

$$均数(\bar{x}): \bar{x} = \frac{\sum x}{n}$$

标准差（SD）：$SD = \sqrt{\dfrac{\sum(x-\bar{x})}{n-1}}$

3. 时反应资料　又称时间型量反应资料，如潜伏期、凝血时间、药效持续时间等，其特点是每个观察对象得到一个时间数据，但有时会出现血液不凝固或药效不出现（凝血时间为无穷大或潜伏期为无穷大）等情况，数据往往也不符合正态分布。因此，多数时反应资料不宜用均数及标准差做常规的统计分析。目前主要用非参数统计分析，如参比差值法、等级序值法、秩和法、Ridit 法等，也可用调和均数法统计。

二、常用的实验数据统计学处理方法的选择

1. 质反应资料的统计分析　质反应资料的显著性检验最常用的是两组阳性率的统计分析。在进行药效统计分析中，还应根据资料的特点，如有无配对关系、有无等级关系、资料分组等因素来选择适当的统计分析方法（图 6-1）。

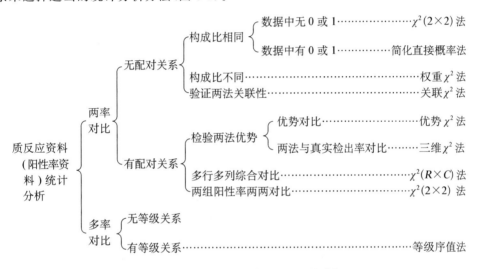

图 6-1　质反应资料统计分析方法的选择

（1）两组阳性率的统计分析——χ^2（2×2）法。该方法适用于非连续性大样本分布资料，主要用于检验两种不同对象的阳性率是否有差异，或两变量之间是否有关联。

（2）直接概率法（Fisher 确切检验）。当样本含量较少（如四格表资料总例数小于 40，或期望频数小于 1），行列表资料 χ^2 检验结果可能会有偏性，需要采用 Fisher 确切检验进行分析。

（3）配对质反应资料的统计分析——配对 χ^2（2×2）法。如果对同一批观察对象或检测样品进行两种方法处理，结果以分类变量如阳性、阴性表示（配对 t 检验结果变量为定量数据），则需要采用配对四格表资料的 χ^2 检验。如同一对象接受两种处理、同一血样经两种化验或同一患者治疗前后两次检验，需采用特殊的四格表排列，即配对 χ^2 法。

（4）等级资料的统计分析。当反应类型间有等级关系时，如痊愈、显效、有效、无效；一、十、十十、十十十、十十十十；免疫学中的抗体滴度、凝集效价等有序分类资料称为等级资料。等级资料可用 Ridit 法或等级序值法进行统计分析。

1）Ridit 法。Ridit 分析是把原本不适宜用 t 检验和 u 检验的离散型等级资料转换成连续

型计量资料，从而可求出标准误和估计总体值的置信区间，建立 t 检验和 u 检验对之进行处理。Ridit 分析主要考察两组或多组等级间是否有差异的问题，它是基于非参数的角度建立的比较方法，不考虑资料的可能分布。

2）等级序值法。等级序值法计算简单、准确，特别便于多个实验组与对照组的对比分析，现已推荐用于新药药效评价。

（5）多行多列资料的统计分析——$\chi^2(R \times C)$ 法。该方法适用于非连续性大样本分布资料，主要用于检验 2 种以上的阳性率是否有差异，或两变量之间是否有关联。由 $\chi^2(2 \times 2)$ 法可以扩展到 $\chi^2(R \times C)$ 法。

2.量反应资料的统计分析　量反应资料的统计分析方法基本可以归为两大类，即参数统计和非参数统计。前者常需要有一个总体分布的前提，一般是要求数据资料的分布情况符合常态分布。多数情况下，一组量反应资料的数据分布情况是符合常态规律的，因而，参数统计方法是重要的常规分析方法。药效分析中，也会遇到一些数据资料不符合常态分布或其他分布，有时分布情况不能确定。在这些情况下，除一些可以通过数据转换的方法转为正态分布（或其他分布）来应用相应的分析方法外，通常的统计方法就不再适用，这时可采用非参数统计方法。常用量反应资料统计分析方法见图 6-2。

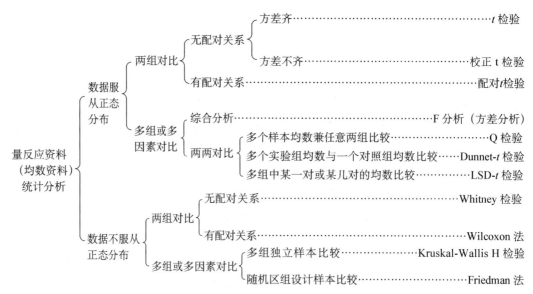

图 6-2　量反应资料统计分析方法的选择

第七章 化学药品及天然药物药效学实验设计

第一节 具有抗应激作用的药物的实验设计

应激是机体受到各种内在或外在有害因素刺激后出现的一种全身非特异性适应反应。引起应激的刺激因素称为应激原，而机体长时间处在应激状态下，可引起机体的损害，进而产生某些疾病。

抗应激作用的实验主要是模拟外界环境的应激原变化，如缺氧、寒冷、高温、辐射等。如常压耐缺氧实验，游泳实验，耐高温、寒冷实验及抗辐射实验等。常见的具有抗应激作用的中药有补益药、温里药等，西药有糖皮质激素类药物，能够增强机体对各种有害因素刺激的抵抗力。以下介绍几种常用的抗应激实验。

实验一 人参对小鼠耐常压缺氧的影响

【目的】 观察人参对小鼠耐常压缺氧的作用。

【原理】 缺氧作为一种应激原可影响机体的各种代谢，造成机体主要器官缺氧，进而引发死亡。人参是传统的补益药，可降低机体耗氧量，提高血氧利用率，还可改善微循环，增加供氧量，从而改善机体缺氧状态。本实验以在常压缺氧条件下小鼠呼吸停止、死亡为指标，考察人参的耐缺氧作用。

【材料】 动物:小鼠，雌雄各半，体重 18～22g。

药品:0.1g/ml 人参细粉混悬液。

试剂:凡士林、钠石灰(或等量氢氧化钠和碳酸钙)。

主要器材:200ml 磨口广口瓶(带盖)、计时器、电子秤、灌胃器等。

【方法】 取小鼠 20 只，称重，随机分为人参组及对照组，每组 10 只。人参组口服灌胃人参细粉混悬液 0.3ml/10g 体重，对照组每只口服灌胃等容积的蒸馏水，给药后 30 分钟将小鼠放入盛有 15g 钠石灰的广口瓶内(每瓶只放 1 只小鼠)，用凡士林将瓶口封严，使之不漏气，立即计时。以小鼠呼吸停止为指标，记录小鼠因缺氧导致死亡的时间，用统计学方法检验其差异性。

【结果】 将实验数据和结果填入表 7-1。

药物对小鼠耐缺氧能力的影响

表 7-1　人参对小鼠耐常压缺氧的影响($\bar{x} \pm SD$)

组别	动物数(n)	剂量(g/kg)	存活时间(分钟)
对照组			
人参组			

注意事项

①瓶盖应注意密封以免漏气,否则会影响实验的结果;②每个广口瓶最好只放入 1 只小鼠,以免互相扰动,影响实验结果;③本实验药物亦可选用普萘洛尔。

【思考题】

(1)人参对小鼠耐常压缺氧的影响及其机制是什么?

(2)本实验的影响因素有哪些?

实验二　人参对小鼠游泳时间的影响

【目的】　观察人参对小鼠耐疲劳的作用。

【原理】　人参具有大补元气、益气生津之功效。可促进人体对糖原和腺苷三磷酸等能量物质的合理利用,并使剧烈运动时产生的乳酸转化为丙酮酸进入三羧酸循环,为机体提供更多的能量,减轻机体疲劳。本实验以小鼠游泳时间为指标,观察人参的抗疲劳作用。

【材料】　动物:小鼠,体重 18～22g,雌雄各半。

药品:0.1g/ml 人参细粉混悬液。

主要器材:50cm×30cm×25cm 的玻璃缸、负重物、温度计、秒表、注射器、灌胃器、电子天平。

【方法】　取小鼠 20 只,称重,随机分为人参组及对照组,每组 10 只。玻璃缸内加水,水深 20cm,水温保持在(20±0.5)℃。人参组灌胃人参细粉混悬液 0.3ml/10g 体重,对照组灌胃等容积的生理盐水,给药后 30 分钟在尾部束体重 4%～10%的重物,并分别放入玻璃缸内游泳,立即计时并注意观察,当小鼠头部沉入水中 10 秒不能浮出水面者即为体力耗竭即刻停止计时,测得的时间作为小鼠游泳时间,用统计学方法检验其差异性。

药物对小鼠抗疲劳能力的影响

【结果】　将小鼠的游泳时间填入表 7-2。

表 7-2　人参对小鼠游泳时间的影响($\bar{x} \pm SD$)

组别	剂量(g/kg)	动物数(n)	游泳时间(秒)
对照组			
人参组			

注意事项

（1）小鼠最好采用单只游泳,如果放入 2 只以上,应注意观察,避免小鼠彼此靠近,否则会影响实验结果。

（2）注意水温及小鼠负重物重量可影响小鼠游泳时间。

（3）本实验药物亦可选用氢化可的松。

（4）负重的大小可依动物情况进行选择,但在同一个实验中,各鼠负重的比例应相同。

【思考题】

（1）人参抗疲劳的作用机制是什么?

（2）本实验的原理是什么?

第二节　具有镇咳作用的药物的实验设计

实验三　药物对氨水引咳小鼠的镇咳作用

【目的】　学习氨水引咳实验方法;观察药物的镇咳作用。

【原理】　氨水为化学性刺激物质,吸入呼吸道后可刺激支气管黏膜的感受器,引起咳嗽。镇咳药可因抑制咳嗽中枢或降低呼吸道感受器敏感性而达到镇咳的目的。

【材料】　动物:小鼠,体重 18～22g,雌雄各半。

药品:复方磷酸可待因溶液（联邦止咳露）、1g/ml 桔梗水煎液。

试剂:浓氨水、生理盐水。

主要器材:体重秤、超声雾化器、秒表、橡皮管、500ml 玻璃钟罩、注射器、小鼠灌胃器。

药物对氨水引咳小鼠
的镇咳作用实验

【方法】　取小鼠 30 只,称重,随机分为复方磷酸可待因组、桔梗水煎液组及正常对照组,每组 10 只。复方磷酸可待因组灌服复方磷酸可待因 2.5mg/kg 体重,桔梗水煎液组灌服 0.2ml/10g 体重（20g/kg 体重）桔梗水煎液,正常对照组灌服等容积蒸馏水。30 分钟后,将小鼠放入玻璃钟罩内,打开通过橡皮管与之相连的超声雾化器,将浓氨水均匀地喷入玻璃钟罩内,喷雾 10 秒,立即取出小鼠,观察和记录小鼠的咳嗽潜伏期和 2 分钟内咳嗽次数,用统计学方法检验其差异性。

【结果】　将实验数据和结果填入表 7-3。

表 7-3　药物对氨水引咳小鼠的止咳作用（$\bar{x} \pm SD$）

组别	剂量(g/kg)	动物数(n)	咳嗽潜伏期(秒)	咳嗽次数
正常对照组				
复方磷酸可待因组				
桔梗水煎液组				

注意事项

①咳嗽潜伏期是指开启氨水喷雾开始至发生咳嗽所需的时间。小鼠咳嗽表现以其腹肌收缩(胸缩),同时张大嘴为准,有时可有咳声,需与喷嚏相区别,应仔细观察。②每鼠氨水喷雾量要一致。

【附注】 如需定量评价药物的镇咳作用,可逐一测定每只小鼠的氨水引咳时间,按"上下法"(序贯法)测定全组动物的 EDT_{50}(半数小鼠氨水引咳时间)。

结果判断,一般采用 R 值来估价药物有无止咳作用和作用强度,凡 R 值在 130% 以上者,初步认为该药物有止咳作用;R 值在 150% 以上者,可认为该药物有明显的止咳作用。

$$R = \frac{给药组\ EDT_{50}}{对照组\ EDT_{50}} \times 100\%$$

实验四 药物对豚鼠枸橼酸引咳的镇咳作用

【目的】 学习枸橼酸引咳法;观察药物对豚鼠的止咳作用。

【原理】 枸橼酸为一种刺激性较强的化学物质,吸入其气雾后可刺激豚鼠支气管黏膜的感受器,反射性地引起咳嗽。止咳药可使上述咳嗽次数减少或完全抑制。

【材料】 动物:豚鼠,体重 200g 左右,雌雄各半。

药品:复方磷酸可待因溶液(联邦止咳露)、1g/ml 半夏水煎液。

试剂:17.5% 枸橼酸、生理盐水。

主要器材:体重秤、超声雾化器、玻璃钟罩、注射器、秒表。

【方法】 取豚鼠 30 只,称重,随机分为复方磷酸可待因组、半夏水煎液组及正常对照组,每组 10 只。复方磷酸可待因组灌服复方磷酸可待因 2.5mg/kg 体重,半夏水煎液组灌服浓度为 20g/kg 体重,正常对照组灌服等容积蒸馏水,30 分钟后,将豚鼠放入 2~4L 容积的玻璃钟罩内,以 79.8kPa 恒压将 17.5% 枸橼酸通过玻璃喷头均匀地喷入钟罩内(玻璃喷头的气流速度为 15L/min),喷雾 1 分钟,记录各豚鼠 5 分钟内的咳嗽次数,用统计学方法检验其差异性。

【结果】 将实验数据和结果填入表 7-4。

表 7-4　药物对枸橼酸引咳豚鼠的镇咳作用($\bar{x} \pm SD$)

组别	剂量(g/kg)	动物数(n)	咳嗽次数
正常对照组			
复方磷酸可待因组			
半夏水煎液组			

注意事项

①豚鼠的咳嗽声音响亮,将可以听到的纳入计算;②豚鼠应预先挑选5分钟内咳嗽次数少于10次者弃除。

第三节　具有保肝作用的药物的实验设计

【目的】　掌握评价药物对肝脏毒性作用的实验方法。

【原理】　CCl_4 经肝脏细胞色素 P450 代谢,生成三氯甲基自由基和氯自由基,攻击肝细胞内质网膜上的磷脂分子,引起膜脂质过氧化,再与膜脂质和蛋白质大分子进行共价结合,影响蛋白质代谢,并且破坏膜结构和功能的完整性,钙离子内流增加,从而引起肝细胞坏死,胞质内转氨酶渗入血液。

【材料】　动物:Wistar 大鼠,体重 250～300g。

药物:CCl_4、血清肝功检测试剂盒。

主要器材:注射器、体重秤、全自动生化分析仪。

【方法】　取大鼠 40 只,称重,标号,随机分为空白对照组和给药组。给药组以联苯双酯混悬液 1ml/kg 体重一次性腹腔或皮下注射;空白对照组一次性腹腔或皮下注射生理盐水 1ml/kg 体重。两组动物均腹腔注射 CCl_4 溶液 0.2ml,6 小时后腹腔注射乌拉坦 1g/kg 体重 (25%,4ml/kg 体重) 麻醉大鼠,经腹主动脉采血 4ml,将全血静置 10 分钟,以 3500rpm 离心 10 分钟,分离血清,于 -20℃ 低温保存,按血清肝功检测试剂盒说明书测定丙氨酸转氨酶 (ALT)、天冬氨酸转氨酶 (AST)、总胆红素 (TB)。迅速取出肝脏,将周围结缔组织剔除后放入 4℃ 磷酸盐缓冲液 (PBS) 中清洗血污,再用滤纸轻轻吸去肝脏表面血液及液体,然后称重,计算肝脏系数 (肝脏系数=肝脏重量/体重×100%)。留取右侧肝脏同一部位组织 2 块 (约 1cm×1cm×0.5 cm),放入 10% 甲醛中固定,梯度乙醇脱水,二甲苯透明,常规石蜡包埋切片,HE 染色,光学树脂封片,光镜下观察肝脏组织学病理改变。

【结果】　将实验数据和结果填入表 7-5。

表 7-5　各组的 ALT、AST、TB 检测结果 ($\bar{x} \pm SD$)

组别	剂量(ml/kg)	动物(n)	ALT(U/L)	AST(U/L)	TB(μmol/L)
空白对照组					
给药组					

注意事项

①CCl_4 易挥发,可经呼吸道吸收,对人体有一定的毒性,操作时应注意;②CCl_4 与溶剂植物油必须充分搅拌,完全均匀溶解后才可染毒动物;③动物注射肝脏毒物后必须禁食,否则不能形成显著肝损伤。

【思考题】 肝功能检测有哪些注意事项？

第四节 具有镇痛作用的药物的实验设计

（一）扭体法

【目的】 学习扭体法镇痛实验的研究方法；观察延胡索的镇痛作用。

【原理】 小鼠腹腔注射刺激性的化学物质，可引起腹腔深部大面积且较持久的疼痛，并引起小鼠出现扭体反应（腹部内凹，躯体与后腿伸张等）。本实验以出现小鼠扭体反应的次数作为镇痛指标，观察药物镇痛效果。

【材料】 动物：小鼠，体重 18～22g，雌雄各半。

药品：0.2％盐酸哌替啶、延胡索水煎液（10g/kg）。

试剂：0.6％醋酸溶液。

主要器材：计时器、注射器、灌胃器、电子秤等。

【方法】 取小鼠 30 只，称量体重，随机分为正常组、哌替啶组及延胡索组，每组 10 只。哌替啶组腹腔注射盐酸哌替啶 0.1ml/10g 体重，正常组腹腔注射等容积生理盐水，延胡索组灌胃给予延胡索水煎液 10g/kg 体重。各组于给药 30 分钟后腹腔注射 0.6％醋酸溶液 0.2 毫升/只，记录 15 分钟内各组小鼠出现扭体反应的次数，并计算镇痛率，用统计学方法检验其差异性。

药物的镇痛作用实验（扭体法）

$$镇痛率 = \frac{正常组平均扭体反应次数 - 给药组平均扭体反应次数}{正常组平均扭体反应次数} \times 100\%$$

【结果】 将实验数据和结果填入表 7-6。

表 7-6 药物对小鼠扭体反应的影响（$\bar{x} \pm SD$）

组别	剂量（mg/kg）	动物数（n）	扭体次数	镇痛率（％）
正常组				
哌替啶组				
延胡索组				

注意事项

①醋酸溶液参考浓度为 0.6％～0.9％，实验前最好先做预实验，醋酸有挥发性，需在使用前配制；②各组动物扭体反应判定标准需尽量保持一致以减小误差。

【思考题】

(1)扭体法镇痛实验有哪些优缺点？

(2)扭体法镇痛实验适用于哪几类镇痛药？

(二)热板法

【目的】 学习热板法镇痛实验的研究方法。

【原理】 本实验是将小鼠置于恒温热板上,热刺激小鼠足部产生疼痛反应,以其舔后足作为疼痛反应指标。以小鼠开始出现疼痛反应的时间作为小鼠痛阈值,比较各组间痛阈值的差异,判断药物的镇痛效果。

【材料】 动物:小鼠,体重18～22g,雌性。

药品:0.5%盐酸哌替啶、延胡索水煎液。

试剂:生理盐水。

主要器材:热板测痛仪、计时器、注射器、电子秤、灌胃器等。

药物的镇痛作用实验
(热板法)

【方法】 接通热板测痛仪电源,将温度控制在55℃,将小鼠置于热板上,5～30秒内不出现疼痛反应(舔后足或逃避)者弃之不用。

取筛选后的小鼠30只,称重,随机分为正常组、哌替啶组及延胡索组,每组10只。哌替啶组腹腔注射盐酸哌替啶0.1ml/10g体重,正常组腹腔注射等容积生理盐水,延胡索组灌胃给予延胡索水煎液10g/kg体重。于给药0.5小时后将小鼠置于55℃恒温热板上,立即开始计时,以小鼠疼痛发生(第一次舔后足)为痛阈潜伏期,超过60秒未舔后足者应立即取出,以60秒计。计算镇痛率,采用统计学方法检验各组的差异性。

$$镇痛率 = \frac{给药后痛阈值 - 给药前痛阈值}{给药前痛阈值} \times 100\%$$

【结果】 将实验数据和结果填入表7-7。

表7-7 药物对小鼠热刺激的镇痛作用($\bar{x} \pm SD$)

组别	剂量 (g/kg)	动物数 (n)	给药前痛阈值 (秒)	给药后痛阈值 (秒)	镇痛率 (%)
正常组					
哌替啶组					
延胡索组					

注意事项

(1)实验要选用雌性小鼠,因雄性小鼠受热后阴囊松弛触及热板,易致过敏反应,影响实验结果。

(2)实验前一定要对小鼠痛阈值进行筛选,弃去痛觉不敏感的小鼠。

(3)实验环境温度最好在15～20℃,否则可能影响结果准确性。

(4)正常小鼠放入热板后易出现不安、举前肢、舔前足、踢后肢等现象,这些动作不能作为疼痛指标,只有舔后足才能作为疼痛指标。

【思考题】

(1)影响热板法镇痛实验结果的因素有哪些?

(2)热板法镇痛实验适用于哪几类镇痛药?

第五节　具有降血糖作用的药物的实验设计

实验五　二甲双胍对糖尿病小鼠血糖的影响

【目的】　学习化学性损伤胰岛 β 细胞造成糖尿病模型的方法;观察二甲双胍对糖尿病小鼠血糖的影响。

【原理】　四氧嘧啶(alloxan)是一种 β 细胞毒剂,可选择性地损伤多种动物的胰岛 β 细胞,导致胰岛素缺乏,引起血糖持续升高,形成四氧嘧啶糖尿病。本实验主要观察二甲双胍对四氧嘧啶糖尿病动物模型血糖的影响。血糖测定采用葡萄糖氧化酶法。葡萄糖氧化酶是一种需氧脱氢酶,能催化葡萄糖生成葡萄糖酸和过氧化氢,后者在过氧化物酶的作用下释放出氧,与 4-氨基安替比林和酚氧化缩合,生成红色醌类化合物,在波长 505nm 处有特定吸收峰。

【材料】　动物:小鼠,体重 18～22g,雌雄各半。

药品:二甲双胍。

试剂:四氧嘧啶、肝素、葡萄糖测定试剂盒。

主要器材:分光光度计或酶标仪、电子秤、小鼠灌胃器。

【方法】　除随机选取 10 只小鼠作为正常对照外,另取 50 只小鼠禁食 12 小时,尾静脉注射新鲜配制的四氧嘧啶生理盐水溶液(50～90mg/kg 体重)。注射 3 天后,小鼠禁食 12 小时,眼眶取血约 6 滴,肝素抗凝,每分钟 2500 转离心 10 分钟,测定血浆葡萄糖浓度(葡萄糖氧化酶法)。血糖在 11.1mmol/L 以上的小鼠可作为糖尿病模型小鼠。

取 30 只糖尿病模型小鼠,称重,随机分为正常组、模型组、二甲双胍组。正常组和模型组小鼠灌胃给予蒸馏水 10ml/kg 体重,二甲双胍组灌胃给予 0.2g/kg 体重的二甲双胍水溶液。每天给药 1 次,连续给药 1 周。于末次给药并禁食 12 小时后再次测定血糖浓度,用统计学方法检验其差异性。

【结果】　将实验数据和结果填入表 7-8。

表 7-8　二甲双胍对四氧嘧啶糖尿病模型小鼠的影响($\bar{x} \pm SD$)

组别	动物数(n)	剂量(g/kg)	血糖(mmol/L)	
			给药前	给药后
正常组				
模型组				
二甲双胍组				

注意事项

(1)四氧嘧啶须现用现配。

(2)血糖测定:动物需禁食8～12小时后取血,按葡萄糖测定试剂盒使用说明书进行测定。

【思考题】

(1)二甲双胍降糖作用的机制和特点是什么?

(2)四氧嘧啶造成糖尿病模型的机制是什么?

第八章　中药的药效学实验设计

第一部分　按功效主治进行中药的药效学实验设计

中药的安全性及有效性包括安全性研究和有效性研究。其中有效性研究包括主要药效学实验、毒理学实验、一般药理学实验和药代动力学实验。中药药理学研究要根据中医理论、既往的临床应用经验、处方中各组成药物临床应用背景、现代研究进展以及拟选适应病症,结合药效学、毒理学及药代动力学等实验结果,对其安全性和有效性进行综合分析和判断。根据药效学、毒理学及药代动力学等实验结果,明确安全剂量、中毒剂量、毒性靶器官及毒性反应可逆程度,分析药效学有效剂量与毒理学安全剂量的关系,以及与临床拟用剂量的倍数关系,判断安全范围,提示临床可能的不良反应和应关注的监测指标(包括安全性指标和药代动力学参数),综合评价安全性。如处方中含有毒性药材或毒性成分时,应结合工艺、质量标准研究情况,分析药理学研究与毒理学研究的相关性,综合评价安全性。

与功效主治相关的药效学研究实验设计

中药新药的药效学研究,应遵循中医药理论,运用现代科学方法,制订具有中医药特点的实验计划,根据新药的功用主治,选用或建立与中医"证"或"病"相符或相近似的动物模型和实验方法,对新药的有效性做出科学的评价。

(一)实验方法的选择

(1)实验设计应考虑中医药特点,根据新药的主治("证"或"病"),参考其功能,选择两种或多种实验方法,进行主要药效研究。同样的病,辨证分型可有不同;或同样的证,涉及的病种亦可不同,主要药效学实验的指标也不尽相同或同中有异,在实验设计时,应根据具体情况,合理选择。

(2)由于中药常具有多方面的药效或通过多种途径发挥作用等特点,应选择适当方法证实其药效。有时药效不够明显或仅见作用趋势,统计学处理无显著差异或量效关系不明显,也应如实上报结果作为参考。

(3)动物模型应首选符合中医"证"或"病"的模型,目前尚有困难的,可选用与其相近似的动物模型和方法进行实验,以整体动物体内实验为主,必要时配合体外实验,从不同层次证实其药效。

(二)观测指标

观测指标应选用特异性强、敏感性高、重现性好、客观的、定量或半定量指标进行观测。对实验方法应做详细叙述。

(三)实验动物

根据各种实验的具体要求,合理选择动物,对其种属、品系、性别、年龄、体重、健康状态、饲养条件及动物来源等,应有详细记录。

(四)受试药物

(1)应处方固定,生产工艺及质量基本稳定,并与临床研究用药具有基本相同的剂型及质量标准。最好是中试产品。

(2)在注射给药或离体实验时应注意药物中的杂质、不溶物质、无机离子及酸碱度等因素对实验的干扰。

(五)给药剂量及途径

(1)各种实验至少应设2个剂量组,最好是3个剂量组,剂量选择应合理,以便观察药物的量效关系。其中一个剂量可相当于临床剂量的2～5倍(小鼠可为10～15倍),大动物(猴、犬等)或在特殊情况下,可仅设1个剂量组。药效实验剂量不应高于长期毒性实验低剂量。

(2)给药途径一般采用2种,其中一种应与临床相同,如确有困难,也可选用其他给药途径进行实验,并应说明原因。溶解性好的药物,可注射给药(要注意排除非特异性反应)。而粗制剂或溶解性差的药物,可仅用一种给药途径进行实验。

(六)对照原则

主要药效研究应设对照组,包括空白对照(正常及模型动物对照组,必要时应设溶媒对照组)及阳性药物对照组。药物可选用药典收载、部颁标准或正式批准生产的中药或西药,选用的药物应力求与新药的主治相同,功能相似,剂型及给药途径相同,根据需要可设一个或多个剂量组。

第一节　补益功效的实验设计

补益药或称补虚药,其主要功效为扶弱补虚,增强机体功能,提高机体抗病能力,临床主要用于治疗气虚、血虚、阳虚、阴虚等各种虚证。

具有补益功效中药的药理作用主要包括:对免疫功能、机体适应能力、神经内分泌系统功能、物质代谢、造血功能、心血管功能等均有增强和调节作用,并有抗氧化、延缓衰老等作用。增强免疫功能是补益药扶正祛邪的体现,降血糖及调脂是补益药增强和调节物质代谢的体现,抗氧化延缓衰老也是补益药补益作用的结果。

人参有滋阴补肾的功效,用于治疗肾阴亏损,头晕耳鸣,腰膝酸软,骨蒸潮热,盗汗遗精。现代研究发现人参具有显著的增强免疫、抗衰老、抗疲劳、抗低温、耐缺氧、降血脂、降血压、降血糖、促进新陈代谢作用。

实验设计一　人参补益功效的实验设计

【目的】　研究人参的补益作用,探讨其作用机制。

【材料】　动物:根据查阅文献最后确定所使用的动物及数量。例如,小鼠×只,18～22g,雌雄各半,由×××单位提供,合格证号:×××。

药品:0.25%醋酸泼尼松溶液、人参粉末(写明产地及购买地,另需专业人士鉴定)、环磷酰胺片等。

主要器材:1ml注射器、鼠盒、小烧杯、眼科镊、手术剪、电子天平、体重秤等。

【方法】

1. 分组及造模方法　查阅文献,选择1种肾阴虚模型进行主要药效学研究。此处以氢化可的松肾阴虚动物模型为例。

取小鼠50只,随机分为5组,每组10只。空白对照组:蒸馏水1ml/kg体重灌胃,共7天,第5天起肌内注射生理盐水0.2ml/d,共3天。模型对照组:蒸馏水1ml/kg体重灌胃共7天,第5天起按肾阴虚造模方法,肌内注射氢化可的松0.2ml/d,共3天。人参高、中、低剂量组:高、中、低浓度的人参粉末溶液1ml/kg体重灌胃共7天,第5天起按肾阴虚造模方法,肌内注射氢化可的松0.2ml/d,共3天(剂量和药物浓度根据临床剂量自行换算)。

2. 检测指标

(1)人参对肾阴虚动物免疫器官重量的影响。于末次给药24小时后将各组实验动物全部脱颈椎处死,剖取胸腺、脾脏,把其他组织剥离干净,用滤纸吸干水分后,用电子天平称重。计算胸腺、脾脏重量系数(mg/10g体重)。将实验数据和结果填入表8-1。

(2)人参对单核吞噬细胞吞噬功能的影响(炭粒廓清法)。于末次给药1小时后,尾静脉注射印度墨汁0.05~0.1ml/10g体重,于注射后2分钟和12分钟用毛细玻管(预先用肝素溶液湿润)分别从眼眶静脉丛取血20μl,溶于0.1%Na_2CO_3溶液2ml中摇匀,用分光光度计或酶标仪在波长600~680nm下比色,测定吸光度(A)。最后将小鼠脱颈椎处死,分别称取肝、脾重量。按下式计算廓清指数K或吞噬指数α。将实验数据和结果填入表8-2。

$$廓清指数\ K = \frac{\lg A_1 - \lg A_2}{T_2 - T_1}$$

$$吞噬指数\ \alpha = 体重/肝脾重 \times \sqrt[3]{K}$$

注:A_1、A_2为不同时间所取血样的吸光度,$T_2 - T_1$为两次取血的时间差,一般以$\bar{x} \pm SD$表示各组的K值,用统计学方法检验其差异性。

(3)人参对血清溶血素水平的影响。末次给药24小时后,眼眶静脉丛取血,离心,取血清用生理盐水稀释100倍,取稀释血清1ml,与5%生理盐水鸡红细胞混悬液0.5ml、10%豚鼠补体0.5ml混合,置于37℃恒温箱中30分钟后,0℃冰箱中终止反应。然后离心,取上清液于分光光度计或酶标仪540nm测定A,另设不加血清的空白对照,取其上清液作为比色时调"0"的基准。以A作为判定血清溶血素的指标,用统计学方法检验其差异性。将实验数据和结果填入表8-3。

(4)人参的抗氧化作用。末次给药后小鼠眼眶静脉丛取血,离心分离血清,按试剂盒说明书的方法和步骤进行测定,并于550nm处测定A,计算SOD活力。按试剂盒说明书的方法和步骤进行测定,并于532nm处测定A,计算MDA含量。将实验数据和结果填入表8-4。

3. 统计方法　采用统计学软件处理,采用方差分析方法,数据用$\bar{x} \pm SD$表示。

【结果】　将实验结果填入表8-1~8-4。

表 8-1　人参对肾阴虚小鼠胸腺、脾脏重量的影响($\bar{x} \pm SD$)

组别	胸腺		脾脏	
	mg	mg/10g 体重	mg	mg/10g 体重
空白对照组				
模型对照组				
人参高剂量组				
人参中剂量组				
人参低剂量组				

表 8-2　人参对小鼠单核吞噬细胞吞噬功能的影响($\bar{x} \pm SD$)

组别	剂量(mg/kg)	动物数(n)	廓清指数(K)	吞噬指数(α)
空白对照组				
模型对照组				
人参高剂量组				
人参中剂量组				
人参低剂量组				

表 8-3　人参对小鼠血清溶血素水平的影响($\bar{x} \pm SD$)

组别	剂量(mg/kg)	动物数(n)	血清溶血素(A)
空白对照组			
模型对照组			
人参高剂量组			
人参中剂量组			
人参低剂量组			

表 8-4　人参对小鼠血清 SOD 和 MDA 活力的影响($\bar{x} \pm SD$)

组别	剂量(g/kg)	动物数(n)	SOD(U/ml)	MDA(nmol/ml)
空白对照组				
模型对照组				
人参高剂量组				
人参中剂量组				
人参低剂量组				

【结论】　根据实验结果得出结论,并进行讨论。

【思考题】　实验中需要注意的事项有哪些?

第二节　泻下功效的实验设计

　　大黄具有泻热通肠、凉血解毒、逐瘀通经之功效,主治实热便秘、积滞腹痛、泻痢不爽、湿热黄疸、血热吐衄、目赤、咽肿、肠痈、痈肿疔疮、瘀血经闭、跌打损伤等。炮制可以减轻生大黄的泻下作用。本研究着重探讨大黄泻下功效,针对大黄对炭末梗阻动物和燥结的失水便秘动物的导泻作用进行药效学实验设计。

实验设计二 大黄泻下功效的实验设计

【材料】 动物与分组：小鼠，20～22g，雌雄各半，由×××单位提供，合格证号：×××，小鼠随机分成 4 组，阳性对照组、生大黄组、正常对照组、模型对照组，每组 10 只，雌雄各半。阳性对照组和生大黄组分别按照 20ml/kg 体重灌胃给予阳性对照药物及生大黄液，正常对照组和模型对照组给予等体积蒸馏水。

药品与试剂：生大黄水煎液，取生大黄适量，冷浸 24 小时，过滤，配成 1g/ml 生药。临用时分别加入活性炭，配制成含炭末 0.1g/ml 的混悬液，同时配制含炭末 0.1g/ml 的炭末生理盐水混悬液作为对照液。阳性对照药选择硫酸镁。（注：化学药物和中成药写明批号和生产厂家，中药写明产地及购买地，另需专业人士鉴定。）

主要器材：小鼠灌胃器、1ml 和 10ml 注射器、蛙板、手术剪、眼科镊、鼠盒、干燥箱、方盘、平皿、直尺、离体实验装置、超级恒温器、生理记录仪及压力换能器、手术器械、100μl 移液器、体重秤（仪器写明型号、厂家）。

【方法】

1. 造模方法

（1）生大黄对寒滞的冰点炭末梗阻模型的影响。小鼠禁食不禁水 24 小时，每只鼠先以 0℃冰水 1ml 灌胃，20 分钟后再灌入 0℃的 40％炭末生理盐水混悬液 0.5ml。60 分钟后，在 20～25℃室温下，小鼠肛温下降、蜷曲蹲伏、拥挤一处。60 分钟后（从灌入冰点炭末算起），小鼠微竖毛、腹部膨胀，出现阵发性躁动。解剖见肠管呈苍白色，肠管扩张、积气、积液，并与痉挛性环状狭窄交替出现，呈现 2～3 个节段。

（2）生大黄对燥结的失水便秘模型的影响。小鼠禁水不禁食 72 小时。小鼠外观干瘪瘦小，稍有竖毛，活动少，尿色深黄，体重下降 3g 以上。大便干结成圆珠状，含水量由正常平均值的 60％～70％下降为 30％～40％。解剖见粪粒积结在结肠，呈圆珠状或串珠状，空肠、回肠内容物少。

2. 观察指标

（1）生大黄对小鼠排便时间和数量的影响。造模后给药，观察并记录每只鼠首次出现黑便的时间、粪便的形状以及 3 小时内排便数量。结果填入表 8-5。

表 8-5 生大黄对小鼠排便时间和数量的影响（$\bar{x}\pm SD$）

组别	药物剂量（g/kg）	动物数（n）	首次排便时间（分钟）	排便数量（次）	粪便形状
正常对照组					
模型对照组					
阳性对照组					
生大黄组					

(2)生大黄对小鼠小肠运动的影响。造模后,给药 20 分钟后脱颈椎处死动物,剖开腹腔,分离肠系膜,剪取上端至幽门、下端至回盲部的肠管,轻轻将小肠拉直,准确测量从幽门至炭黑推进前沿的长度(即炭末推进距离)以及小肠总长度,按下式计算炭末推进率。结果填入表 8-6。

$$炭末推进率 = \frac{炭末推进距离}{小肠总长度} \times 100\%$$

表 8-6 生大黄对小鼠小肠推进作用的影响($\bar{x} \pm SD$)

组别	剂量 (g/kg)	动物数 (n)	炭末推进距离 (cm)	小肠总长度 (cm)	炭末推进率 (%)
正常对照组					
模型对照组					
阳性对照组					
生大黄组					

(3)生大黄对小鼠不同肠段水分的影响。造模后给药。分别于给药后 2、3、4、5 小时,每组各取 3 只小鼠,颈椎脱臼法处死,剖开腹腔,暴露肠管;用眼科剪剪开肠系膜,小心自幽门下端用线结扎,剪断肠管;再于回盲部上边结扎,剪断肠管,取出该段小肠。再于直肠末端结扎,剪断肠管,取出大肠。分别用天平称量各鼠小肠和大肠湿重并记录,然后将各鼠小肠和大肠置于 90℃干燥箱内 2 小时至干燥,取出称干重。肠内水分可用下面公式计算。计算各组小肠和大肠含水比。结果填入表 8-7。

$$含水比(\%) = \frac{肠湿重 - 肠干重}{肠湿重} \times 100\%$$

表 8-7 生大黄对小鼠不同肠段水分吸收的影响(含水比,%,$\bar{x} \pm SD$)

给药后时间 (小时)	正常对照组		模型对照组		阳性对照组		生大黄组	
	小肠	大肠	小肠	大肠	小肠	大肠	小肠	大肠
2								
3								
4								
5								

3. 统计方法 采用统计学软件处理,进行方差分析,数据用 $\bar{x} \pm SD$ 表示。

【结果】 将实验结果填入表 8-5～8-7 内。

【结论】 根据实验结果得出结论,并进行讨论。

第二部分　中医病症模型在中药药效学实验设计中的应用

第一节　主治胸痹证的中药的实验设计

实验设计一　复方丹参滴丸治疗胸痹证的药效学实验设计

(一)文献综述及实验设计

根据查阅的文献,写出复方丹参滴丸现代药理作用的研究进展及复方丹参滴丸功效的药效学实验研究的设计方案。

(二)实验设计正文

现代研究认为血瘀证是一类与血液循环异常或障碍相关的疾患。宏观表现:血液流变学异常;微循环异常;血流动力学异常。微观表现:微量活性物质形成或代谢异常;基因表达异常。研究具有活血化瘀功效中药药效学作用及作用机制,可以考虑以上相关方面的影响。常用的实验方法主要包括以下几类。

1. **血液流变学实验**　心、脑、肾等脏器血液灌注量,血压变化,以及心率、心输出量、左心室内压、左心室内压最大上升速率、左心室舒张末期压、冠脉血流量等。人工结扎冠状动脉准备心肌梗死模型。使用垂体后叶素等药物制备心律失常模型。

2. **抗血栓形成、抗血小板聚集实验**　可以使用在体或体外法观测中药对血栓形成(血栓湿、干重量及长度)、血小板聚集的影响。

3. **微循环实验**　测定微动脉、微静脉血流速度,血液流态,微血管形态,毛细血管网开放数目,微血管通透性。目前可以测定的部位有眼结膜、舌部、尾部、软脑膜、肠系膜、胃表面、肝脏表面等。

4. **血流动力学实验**　使用血液流变学测定仪检测不同切变速度下的全血黏度、血浆黏度。使用细胞电泳仪测定红细胞、血小板电泳时间。还可测定血细胞比容、纤维蛋白量、血小板计数、红细胞脆性及变性等。

用于研究活血化瘀中药的实验技术众多,在使用成熟实验技术方法的同时,有关实验研究新技术、新方法的不断涌现,使应用者可以根据研究目的、研究要求、设备仪器情况等加以选择。由于许多物质的测定可以使用特定试剂盒,这也使得实验研究工作更易实施。

一、药物对结扎冠状动脉犬血流动力学的影响

【目的】　①学习心脏血流动力学指标的观测方法;②观察丹参对冠状动脉结扎犬的血流动力学及相关指标的影响。

【原理】　冠状动脉结扎后心脏收缩功能及泵血功能减弱,丹参具有强心、升压、改善微循环等作用,可改善冠状动脉结扎犬的心脏功能和血流动力学。

【材料】　动物:犬,雌雄不限,体重 $15\sim20$ kg。

药品:1％丹参注射液(写明厂家及批号)、3％戊巴比妥钠溶液、5％肝素钠溶液、生理盐水。

主要器材:生物机能实验系统、压力换能器、电磁流量计、人工呼吸机、手术剪、手术刀、持针钳、止血钳、眼科剪、眼科镊、开胸器、塑料三通开关、针状电极、气管插管、动脉插管、静脉插管、动脉夹、微量注射泵、电子天平。

【方法】　取体重15～20kg健康犬,以3％戊巴比妥钠溶液(30mg/kg体重)静脉麻醉,仰卧位固定于手术台上。剪去颈、胸部及后肢内侧的毛,分离气管并插入气管插管,以备人工呼吸。分离左股静脉,插入静脉插管,后端连接塑料三通管,三通管与微量注射泵上的注射器相连,缓慢输入生理盐水,以备给药。分离左颈总动脉,插入充满肝素钠溶液的动脉插管,连接压力换能器,记录颈总动脉平均动脉压(舒张压＋1/3脉压差)。在左侧第4～5肋间横向切开皮肤,分离肋间肌,用开胸器撑开胸腔切口,暴露心脏,提取心包膜,剪开,缝合于胸壁,成一摇篮状,同时启动人工呼吸机(20～30次/分)。分离升主动脉根部和冠状动脉左旋支,分别放置直径适宜的电磁流量计探头,测心输出量和冠脉流量。在左心室心尖部插入导管至左心室内腔测量左心室内压。由股静脉注入5％肝素钠溶液(5mg/kg体重)抗凝。于犬四肢皮下插入针状电极,记录Ⅱ导联心电图,测量心率。

观察指标如下。

(1)心率(HR)。

(2)心电图(ECG)(Ⅱ导联)。

(3)平均动脉压(MAP)。

(4)心输出量(CO)。

(5)左心室内压曲线(LVP)。

(6)左心室内压最大上升速率(LV dp/dt_{max})。

(7)左心室舒张末期压(LVEDP)。

(8)冠脉血流量。

首先记录一段给药前上述指标的正常曲线;然后分离冠状动脉前降支主干中下1/3交界处,结扎后,观察上述指标的变化;再由股静脉注射1％丹参注射液1ml/kg体重,观察相应指标的变化。

以上指标为直接测得的一级参数,可根据这些参数推导出以下血流动力学的二级参数。

(9)犬体表面积＝2/3体重×0.11。

(10)心脏指数(CI)＝$\dfrac{心输出量}{体表面积}$。

(11)心搏指数＝$\dfrac{CI}{心率}$。

(12)总外周血管阻力＝$\dfrac{血压}{心输出量}$。

(13)左心室做功指数＝$\dfrac{心脏指数×血液比重×(主动脉压－左房平均压)×13.6}{1000}$。

犬血液比重为1.052,左房平均压为0.667kPa,以颈总动脉血压代表主动脉压。

【结果】　将实验数据和结果填入表8-8。

表8-8　丹参对结扎冠状动脉犬血流动力学的影响($\bar{x} \pm SD$)

项目	冠脉结扎前	冠脉结扎后	给药后
心率			
平均动脉压			
心输出量			
左心室内压			
左心室内压最大上升速率			
左心室舒张末期压			
冠脉血流量			
心脏指数			
心搏指数			
总外周血管阻力			
左心室做功指数			

注意事项

①动脉插管必须肝素化,以防凝血;②实验时应先测量血管外径,再确定电磁流量计探头的大小,宜选用比血管外径小5％～10％的探头,探头必须与血管紧密接触。

【思考题】

(1)实验性心脏血流动力学的观测方法有哪些?

(2)丹参对心脏血流动力学有哪些影响?

二、药物对家兔肠系膜微循环的影响

【目的】　①学习在显微镜下进行动物微循环观察方法;②观察药物对改善微循环的作用。

【原理】　肠系膜的微循环与肠管的微循环相近。去甲肾上腺素(NA)能兴奋血管壁上的α受体,从而引起微血管舒缩功能紊乱,导致微循环障碍。在肠系膜局部滴加NA,可引起局部微循环障碍,导致微血管收缩、毛细血管开放数减少、血流速度减慢甚至停滞和血细胞聚集等表现。丹参具有改善微循环作用。通过观察药物对微血管口径、血流流速和血液流量等的影响来判断药物的作用。

【材料】　动物:家兔,体重2.0～3.0kg,雌雄不限。

药品:丹参注射液(写明厂家及批号),规格3克/支,2ml。

试剂:0.005％ NA溶液;Ringer-Tyrode灌流液(NaCl 9.02g、KCl 4.20g、$CaCl_2$ 0.24g、葡萄糖0.90g、明胶10g,加水至1000ml,然后用0.5mol/L的$NaHCO_3$调整pH至7.35～7.45,渗透压295～305 mEq/L,充95％O_2+5％CO_2混合气体0.5小时);20％乌拉坦溶液。

主要器材:显微镜(高倍水浸物镜6×8、6×10或10×40倍)、冷光源、兔固定台、肠系膜灌流盒、圆形灌流台、恒温水浴锅、输液泵、手术刀、手术剪、眼科镊、注射器、婴儿秤。

【方法】　取家兔12只,称重,随机分为模型对照组和丹参组。动物禁食12小时后,耳缘静脉注射20％乌拉坦溶液5～6ml/kg体重麻醉。待麻醉完全后,仰卧位固定于手术台上,在脐旁中下腹正中做一长约6cm的纵行切口,打开腹腔,将回盲部肠袢轻轻拉出腹腔,平铺在装有 37℃左右恒温 Ringer-Tyrode 灌流液的肠系膜灌流盒(灌流液经恒温水浴锅中塑料导管后进入灌流盒,盒中灌流液由输液泵排出,要求进出速度一致)中的圆形灌流台上。家兔呈仰卧位,将灌流盒置于显微镜载物台上,在透射光源(冷光源)下用显微镜观察,并记录正常状态下微血管的口径、血液的流速和流量等指标。

在肠系膜局部滴加 NA 50μl,观察并记录微血管的口径、流速、流量的变化及微血管内皮细胞是否有肿胀、损伤或脱落,内皮细胞表面有无血细胞黏附。10 分钟后,模型对照组和丹参组分别在同一部位滴加生理盐水或丹参注射液 50μl,观察并记录给药或生理盐水后 1、5、10、20、30 分钟上述指标的变化,用统计学方法检验其差异性。

【结果】　将实验数据和结果填入表 8-9。

表 8-9　丹参对家兔肠系膜微血管口径、流速、流量的影响($\bar{x} \pm SD$)

项目	组别	剂量 (g/kg)	动物数 (n)	加 NA 前	加 NA 后	给药或生理盐水后时间(分钟)				
						1	5	10	20	30
口径 (μm)	模型对照组									
	丹参组									
流速 (μm/s)×10^1	模型对照组									
	丹参组									
流量 (μm³/s)×10^4	模型对照组									
	丹参组									

注意事项

①室温应保持在 30℃左右,控制灌流液温度在(37±1)℃;②手术动作要轻柔,避免过分牵拉肠祥,从而影响实验结果。

三、药物对气滞血瘀证大鼠血液流变学的影响

【目的】　①学习血液流变学的检测方法;②观察药物对血瘀证大鼠血液流变学的影响。

【原理】　给大鼠皮下注射大剂量肾上腺素模拟暴怒时机体状态,以冰水浸泡模拟寒邪侵袭,二者综合可复制急性血瘀证模型,模型动物血液出现黏度升高、血细胞比容增加等血液流变学异常现象。复方丹参片具有活血化瘀的功效,能改善动物的血液流变学及血瘀症状。

【材料】　动物:大鼠,体重 200～250g,雌雄各半。

药品:复方丹参片(写明厂家及批号),规格 0.3 克/片。用蒸馏水配制成 5.4% 的混悬液。

试剂:0.1% 盐酸肾上腺素溶液、生理盐水、25% 乌拉坦溶液,10% 肝素溶液。

主要器材:大鼠固定台、LBY-N6B 自清洗旋转式黏度计、血沉管、手术剪刀、眼科镊、注射器、电子天平。

【方法】　取大鼠 30 只,称重,随机分为正常对照组、模型对照组及丹参组,每组 10 只。丹参组灌胃给予复方丹参片混悬液 10ml/kg 体重,正常对照组及模型对照组灌胃给予等容积生理盐水,每天 1 次,连续 7 天。于第 6、7 天给药或生理盐水 1 小时后,模型对照组和丹参组大

鼠皮下注射 0.1％盐酸肾上腺素 0.2ml,每天 1 次,最后一次注射肾上腺素 20 分钟后将大鼠放入冰水浸泡 5 分钟。正常对照组大鼠仅同时皮下注射等容积生理盐水。然后各鼠腹腔注射 25％乌拉坦溶液 4ml/kg 体重麻醉,腹主动脉取血 4ml,10％肝素溶液 0.1ml 抗凝后黏度计上测全血黏度、血浆比黏度、红细胞沉降率、血细胞比容。用统计学方法检验其差异性。

【结果】 将实验数据和结果填入表 8-10。

表 8-10 丹参对急性血瘀证大鼠血液流变学的影响($\bar{x} \pm SD$)

组别	剂量 (g/kg)	动物数 (n)	全血黏度			血浆比 黏度	血细胞比 容(%)	红细胞沉降 率(mm/h)
			低切	中切	高切			
正常对照组								
模型对照组								
丹参组								

注意事项

①采血时应动作轻柔、迅速,避免对血管的过度损伤、刺激;②肝素的量要求准确一致,以免影响实验结果;③急性血瘀证模型的制备还可在第 6 天注射两次肾上腺素,剂量同上,间隔时间为 4 小时。

四、药物体外抗大鼠血栓形成作用

【目的】 ①学习体外血栓的检测方法;②观察药物抗血栓形成作用。

【原理】 取动物血液装入特定的塑料管,并弯成圆环,当该圆环在体外血栓形成仪上的垂直平面上顺时针旋转时,在重力差的推动下圆环内血液产生三维流动,启动了血小板的聚集,进而血液形成血栓。通过测定血栓长度、干重与湿重,可研究药物抗体外血栓作用。

【材料】 动物:大鼠,体重 200～300g,雌雄各半。

药品:复方丹参片(写明厂家及批号),规格 0.3 克/片,用蒸馏水配制成 5.4％的混悬液。

试剂:25％乌拉坦溶液、生理盐水。

主要器材:MR-4 多环血栓检测仪、电子天平、直尺、滤纸、手术剪刀、眼科镊、止血钳、一次性 2ml 注射器、大鼠灌胃器。

【方法】 取大鼠 20 只,称重,随机分为模型对照组及丹参组。丹参组大鼠按 10ml/kg 体重灌胃给药,模型对照组大鼠灌胃给予等容积蒸馏水。每天 1 次,连续 7 天。末次给药或生理盐水后 60 分钟,各组大鼠以 25％乌拉坦溶液腹腔注射 4ml/kg 体重麻醉,大鼠腹主动脉取血 1ml,立刻将血注入塑料管,并两端对接,弯成圆环,迅速置于体外血栓形成仪上(预先调控温开关,使温度达 37℃),旋转 15 分钟后取下血栓管环,打开,在滤纸上倾出血栓和血液,用滤纸吸干表面鲜血,用镊子轻提起血栓,令其自然下垂移放到滤纸上,量取血栓长度,称血栓湿重。将血栓置于烘箱中,80℃烘干 1 小时,恒重后称血栓干重,用统计学方法检验其差异性。

【结果】 将实验数据和结果填入表 8-11。

表 8-11　丹参对大鼠体外血栓形成的影响($\bar{x} \pm SD$)

组别	剂量 (g/kg)	动物数 (n)	血栓长度 (cm)	血栓湿重 (mg)	血栓干重 (mg)
模型对照组					
丹参组					

注意事项

①取血注射器应选用一次性注射器；②取血栓要注意，血应缓慢流出，速度不能过快，尤其是注射器内不能有真空；③仪器的温度要恒定 37℃；④称取血栓湿重时，要吸干血栓表面的鲜血，可将血栓移到干燥滤纸上后称重。

五、抗血小板聚集功能的作用

【目的】　①熟悉并学习血小板聚集仪的操作方法；②观察药物抗血小板聚集的作用。

【原理】　一般情况下，血小板悬浮在血浆中，具有一定的浊度，且该浊度同血小板数成正比。由于光投射在分散的血小板上而发生散射，透过光减少。若在富含血小板的血浆中加入一定量的致聚剂如腺苷二磷酸（ADP）、胶原等，血小板就开始发生聚集，随着血小板不断聚集，就有更多的光线通过，透光度增加，浊度明显下降，通过光电元件表现为电量的变化，从而可以定量和动态地显示血小板聚集的程度和速度等。当血液中血小板聚集性增强时，易形成血栓，丹参具有抗血小板聚集作用，可对抗浊度的下降，通过记录的曲线变化反映出来。

【材料】　动物：大鼠，体重 200～250g，雌雄各半。

药品：复方丹参片（写明厂家及批号），规格 0.3 克/片，用蒸馏水配制成 5.4% 的混悬液。

试剂：3.8% 枸橼酸钠、ADP（以 0.2mol/L 磷酸缓冲液配制成 2μmol/L）、3% 戊巴比妥钠、1% 硅油（以乙醚稀释）。

主要器材：自动平衡血小板聚集仪、台式平衡记录仪、离心机、塑料离心管、一次性注射器、手术剪、眼科镊、微量进样器、电子天平。

【方法】　取大鼠 20 只，称重，随机分为对照组及丹参组，每组 10 只。丹参组灌胃给予临床等效剂量的复方丹参混悬液，对照组大鼠灌胃给予等容积生理盐水，每天 1 次，连续 7 天。末次给药或生理盐水后，大鼠禁食不禁水 12 小时，3% 戊巴比妥钠 30mg/kg 体重腹腔注射麻醉，打开腹腔，腹主动脉取血。将血液与枸橼酸钠抗凝液以 9：1 比例在硅化离心管中轻轻混匀。血液以每分钟 800 转离心 4 分钟，吸取上层米黄色悬液即富血小板血浆（PRP）；所余血液再以每分钟 3000 转离心 8 分钟，所得上清液即为贫血小板血浆（PPP）。

打开血小板聚集仪和记录仪开关，使仪器预热，调节聚集仪恒温保持在（37±1）℃。取 3 只方型测量杯，其中两只各加入 PPP 200μl，另外一只加入 PRP 200μl，置于聚集仪中预热 5 分钟；以 PPP 杯校正血小板计数表至零点；以 PPP 稀释 PRP 杯，使 PRP 的血小板计数在（200～220）×10^9/L 范围内。

将调好血小板计数的 PRP 和 PPP 测量杯置于聚集仪测量槽内预热至恒温（36.8～37℃）；以 PRP 调记录仪零点，以 PPP 调节幅度。将搅拌小棒加入测量杯中，温育 3 分钟后，启动聚集仪和记录仪开关,加入 ADP $10\mu l$,描记 6 分钟的聚集曲线。

在描记的两组动物的血小板聚集曲线上计算 1、3、5 分钟的聚集强度($1'A$、$3'A$、$5'A$),最大聚集强度(MA)、到达最大聚集强度时间(T_{max})、1/2 最大聚集强度时间($T_{1/2max}$),并以 MA 比较两组的聚集抑制率。

$$聚集抑制率(\%)=\frac{对照组最大聚集强度-丹参组最大聚集强度}{对照组最大聚集强度}\times100\%$$

用统计学方法检验其差异性。

【结果】 将实验数据和结果填入表 8-12。

表 8-12 丹参体外抗血小板聚集实验($\bar{x}\pm SD$)

组别	剂量 (g/kg)	动物数 (n)	聚集曲线幅度(mm)				T_{max} (分钟)	$T_{1/2max}$ (分钟)	聚集抑制率 (%)
			$1'A$	$3'A$	$5'A$	MA			
对照组									
丹参组									

注意事项

①若用玻璃材料的注射器及离心管必须预先用硅油硅化;②血液与抗凝剂的比例需严格控制在 9∶1,混匀时切忌用力振摇;③血液标本要用具塞试管,且不能有溶血现象出现;④取血后必须在 2 小时内完成测定工作;⑤向测量杯中加液时,不得有气泡出现;⑥仪器测试时温度应调节在 37℃;⑦各种致聚剂必须现用现配。

第二节 主治血虚证的中药的实验设计

实验设计二 当归补血汤治疗血虚证的药效学实验设计

(一)文献综述及实验设计

根据查阅的文献,写出当归补血汤现代药理作用的研究进展及当归补血汤补血功效的药效学实验研究的设计方案。

(二)实验设计正文

当归补血汤,由黄芪和当归两味药以 5∶1 比例组成,具有益气生血的功效,主治血虚发热证见肌热面红,烦渴欲饮,脉洪大而虚、重按无力;亦治妇人经期、产后血虚发热头痛;或疮疡溃后,久不愈合者。

血虚证可由多种原因诱发,比如失血过多,或脾胃虚弱,血液生化之源不足,或因瘀血阻滞心血不生等引起。其主要症状为面色苍白或萎黄,唇、舌、指甲淡而无华,头晕,心悸,失眠,手足发麻,脉细数无力。血虚证表现为全血细胞减少,骨髓造血功能低下。这些与现代医学的"贫血"是一致的。本研究主要围绕当归补血汤补血功效,选择 3 种血虚动物模型,探讨该方对小鼠造血系统的影响。

【材料】 动物:小鼠,20～22g,雌雄各半,由×××单位提供,合格证号×××。

药品:当归补血汤水煎液。取黄芪100g,当归20g(写明产地及购买地,另需专业人士鉴定),加蒸馏水浸泡1小时,然后煮沸2次,每次1小时。合并水煎液,浓缩至水煎液浓度为生药1g/ml,临用时以蒸馏水配成所需浓度。

试剂:环磷酰胺粉针剂(0.2克/支)、乙酰苯肼(APH)。

主要器材:电子天平、灌胃器、1ml注射器、细胞计数仪或血细胞计数板、显微镜、天平(仪器写明型号、厂家)。

【方法与结果】

1. 对化学性损伤血虚模型的作用 取小鼠30只,雌雄各半,随机分为正常组、模型组和当归补血汤组,每组10只。当归补血汤组小鼠灌胃给予当归补血汤0.2ml/10g体重,其他两组小鼠灌胃给予等容积生理盐水,每天1次,连续给予7天。模型组和当归补血汤组小鼠于第3、4、5天分别腹腔注射环磷酰胺50mg/kg体重,正常组小鼠同时腹腔注射等容积的生理盐水。第8天小鼠眼眶取血,测定白细胞计数(WRC)、红细胞计数(RBC)、血红蛋白含量(Hb),并处死小鼠,剥离一侧股骨,用3%醋酸液冲洗出整个股骨内骨髓,在血细胞计数板上计4个大方格的细胞数,所得数$\times 2.5 \times 10^4$,即为一根股骨中的骨髓有核细胞数,用统计学方法检验其差异性。

将实验数据和结果填入表8-13。

表8-13 当归补血汤对环磷酰胺致血虚小鼠造血功能的影响($\bar{x} \pm SD$)

组别	动物数 (n)	剂量 (g/kg)	WBC ($\times 10^9$/L)	RBC ($\times 10^{12}$/L)	Hb (g/L)	骨髓有核 细胞数
正常组						
模型组						
当归补血汤组						

2. 对失血性贫血模型的作用 取小鼠,雌雄各半,随机取10只小鼠作为正常对照,其余各鼠采用两次剪尾法放血:首次放血0.5ml,24小时后再次放血0.3ml。再过24小时鼠尾尖取血测定各鼠RBC、Hb。以RBC(4.0～6.0)$\times 10^{12}$/L、Hb60～80g/L作为小鼠贫血标准。将贫血小鼠随机分为当归补血汤组和模型组,每组10只,当归补血汤组小鼠灌胃给予当归补血汤0.2ml/10g体重,其他各组小鼠同时灌胃给予等容积生理盐水,每天1次,连续给予5天。第6天各鼠剪尾取血,测定RBC、网织红细胞计数及Hb,用统计学方法检验其差异性。将实验数据和结果填入表8-14。

表8-14 当归补血汤对失血性贫血小鼠血象的影响($\bar{x} \pm SD$)

组别	动物数(n)	剂量(g/kg)	RBC($\times 10^{12}$/L)	网织红细胞(个)	Hb(g/L)
正常组					
模型组					
当归补血汤组					

3. 对溶血性贫血模型的作用　取小鼠，雌雄各半，随机分为正常组、模型组、当归补血汤组，当归补血汤组小鼠灌胃给予当归补血汤 0.2ml/10g 体重，其余各组小鼠同时灌胃给予等容积生理盐水，每天 1 次，连续 10 天。除正常组外，其余小鼠于第 3、6、9 天分别皮下注射 APH0.15、0.1 和 0.05g/kg 体重。第 11 天各鼠眼眶取血，测定血细胞比容、RBC、Hb，用统计学方法检验其差异性。将实验数据和结果填入表 8-15。

表 8-15　当归补血汤对溶血性贫血小鼠 RBC、Hb、血细胞比容的影响($\bar{x} \pm SD$)

组别	动物数(n)	剂量(g/kg)	RBC($\times 10^{12}$/L)	Hb(g/L)	血细胞比容(%)
正常组					
模型组					
当归补血汤组					

【讨论及结论】　结合当归补血汤的组成、功效主治进行讨论，写出当归补血汤补气生血的现代医学机制，并结合实验结果给出结论。

下　篇
实践与应用

第九章　研究案例

此部分应包括两个科研案例的引用及示范性设计、点评（包括新药研发案例、药理配合化学进行活性筛选的经典案例等）。

研究案例一　新药研发案例

实验一　紫杉醇抗肿瘤的药效学实验设计

【目的】　学习筛选天然药物的有效部位，为新药的研发提供研究思路，对抗肿瘤药物进行筛选；学习荷瘤裸鼠模型的建立方法。

【原理】　紫杉醇是经典的抗肿瘤药物，目前已有紫杉醇注射液、紫杉醇白蛋白纳米粒、紫杉醇脂质体等多种剂型在临床中应用。

【材料】　动物：裸鼠，18～22g，雌雄各半。

试剂与药品：人肝癌 U87 MG 肿瘤细胞株、紫杉醇注射液（写明厂家及批号）。

主要器材：电子天平、注射器、软尺。

【方法】　建立人源 U87 MG 的皮下肿瘤模型，待裸鼠的肿瘤体积长至 $100mm^3$ 左右时将其随机分成 4 组，每组 10 只。按以下方案给药：①模型对照组（5％葡萄糖注射液，10ml/kg 体重）；②紫杉醇注射液低剂量组（15mg/kg 体重）；③紫杉醇注射液中剂量组（20mg/kg 体重）；④紫杉醇注射液高剂量组（30mg/kg 体重）。每周尾静脉注射给药 1 次，连续给药 4 周。给药期间观察并记录动物一般临床症状、测量体重、计算肿瘤体积。肿瘤体积（mm^3）$= 0.5 \times a \times b^2$，a 和 b 分别为肿瘤的长径（mm）和短径（mm）。另外，处死裸鼠后根据肿瘤体积及肿瘤重量计算肿瘤相对增殖率和肿瘤抑制率。

【结果】　将实验结果填入表 9-1。

表 9-1　不同浓度紫杉醇注射液对小鼠肿瘤的影响($\bar{x} \pm SD$)

组别	动物数(n)	给药剂量（ml/kg）	肿瘤重量（g）				肿瘤体积（mm³）			
			1周	2周	3周	4周	1周	2周	3周	4周
模型对照组										
紫杉醇注射液 低剂量组										
紫杉醇注射液 中剂量组										
紫杉醇注射液 高剂量组										

注意事项

①筛选不同浓度给药组的给药剂量，观察何种剂量作用最佳；②U87 MG 为肿瘤细胞，建立模型时必须戴手套，注意安全。

研究案例二　药理配合化学进行活性筛选的经典案例

实验二　五味子不同提取部位对小鼠四氯化碳(CCl_4）致急性肝损伤的治疗作用

【目的】　学习采用药理模型筛选中药的有效部位，为新药的研发提供研究思路；掌握实验性肝损伤模型的建立方法，及药物对肝损伤的影响。

【原理】　取药物目标作用相应的药理模型，考察不同提取部位对药理模型的作用，筛选理想的有效部位。CCl_4 对肝细胞有严重毒性作用，其主要机制与自由基代谢产物有关，CCl_4 致肝损伤模型，具有成模快、病理改变与人类病毒性肝炎病理改变较接近的特点。

【材料】　动物：昆明种小鼠，18～22g，雌雄各半。

药品：五味子不同提取部位。

试剂：CCl_4、GSH-px 试剂盒、SOD 试剂盒、MDA 试剂盒、AST 试剂盒、ALT 试剂盒。

主要器材：电子天平、721 紫外分光光度计、组织匀浆机、台式低速离心机、全自动生化分析仪。

【方法】　小鼠随机分为 7 组，即正常对照组、模型对照组、石油醚组、乙酸乙酯组、正丁醇组、水提取物组、阳性对照组［即联苯双酯组，0.3g/（kg·d）］。正常对照组和模型对照组均给予蒸馏水，其他各组分别给予相应浓度的受试药物，连续给药 14 天，于第 13 天给药后 1 小时，模型对照组与各给药组小鼠均腹腔注射 0.1% CCl_4 橄榄油溶液 10ml/kg 体重。正常对照组腹腔注射等容积的橄榄油溶液。24 小时后摘除小鼠眼球取血,静置,每分钟 3500 转离心 15 分钟,分离血清,冷藏(4℃)备用。取血后小鼠脱颈椎处死,剖腹迅速摘取肝脏、脾脏、胸腺及双侧肾上腺,用滤纸吸干后称重。切取新鲜肝脏 0.1g,精密称重,剪碎后加入 9 倍生理盐水在冰浴中每分钟 3500 转匀浆,离心 15 分钟,上清液即为肝匀浆制品。采用全自动生化分析仪检测血清 ALT、AST 的活性;采用分光光度计按说明书测定肝组织 GSH-Px,SOD 的活性及 MDA 的含量。

肝脏病理组织学观察:取小鼠肝左叶相同部位的一小块肝组织,用 10% 甲醛溶液固定。随后进行石蜡包埋切片,HE 染色。用电子显微镜以 10 个视野点为标准观察每个组织切片。统计切片中各种病变在视野中出现的次数,累计每一组小鼠肝脏病变总情况并进行分析。急性肝损伤病理切片观察是否有点状坏死、灶性坏死、肝细胞水肿、脂肪变性、间质和汇管区炎细胞浸润、细胞质质地杂乱、核分裂、凋亡、淤血、肝细胞再生和肝细胞质凝聚等病变。急性肝损伤实验按以下评分标准进行评分(表 9-2)。

表 9-2　肝细胞病变的观察情况与评分标准

观察情况	评分标准
基本正常	—
发生病变的肝细胞占整个视野的 3/10	＋
发生病变的肝细胞占整个视野的 5/10	＋＋
发生病变的肝细胞占整个视野的 7/10	＋＋＋
发生病变的肝细胞占整个视野的全部	＋＋＋＋

【结果】　将实验数据和结果填入表 9-3～9-6。

表 9-3　各组小鼠肝脏、脾脏、胸腺、肾上腺指数的比较($\bar{x} \pm SD$)

组别	剂量(g/kg)	动物数(n)	肝脏指数	脾脏指数	胸腺指数	肾上腺指数
正常对照组						
模型对照组						
石油醚组						
乙酸乙酯组						
正丁醇组						
水提取物组						
联苯双酯组						

表 9-4　五味子不同提取部位对小鼠血清 ALT 和 AST 的影响($\bar{x} \pm SD$)

组别	剂量 (g/kg)	动物数 (n)	ALT (U/L)	AST (U/L)
正常对照组				
模型对照组				
石油醚组				
乙酸乙酯组				
正丁醇组				
水提取物组				
联苯双酯组				

表 9-5　五味子不同提取部位对小鼠肝匀浆中 GSH-Px、SOD、MDA 的影响($\bar{x} \pm SD$)

组别	剂量 (g/kg)	动物数 (n)	GSH-Px (U/mg prot)	SOD (U/mg prot)	MDA (nmol/mg prot)
正常对照组					
模型对照组					
石油醚组					
乙酸乙酯组					
正丁醇组					
水提取物组					
联苯双酯组					

表 9-6　五味子不同提取部位对小鼠肝脏病理组织变化的影响($\bar{x} \pm SD$)

组别	动物数(n)	肝细胞坏死 － ＋ ＋＋ ＋＋＋	肝细胞变性 － ＋ ＋＋ ＋＋＋	炎细胞浸润 － ＋ ＋＋ ＋＋＋
正常对照组				
模型对照组				
石油醚组				
乙酸乙酯组				
正丁醇组				
水提取物组				
联苯双酯组				

注意事项

(1)筛选中药有效部位,各给药组给药剂量折合成同等生药量,观察中药何种有效组分作用最佳。

(2)急性 CCl_4 肝损伤动物模型是一种经典的实验性肝损伤模型。在形态学上主要表现为肝小叶中央区坏死和脂肪变性,血清学检测可见转氨酶 ALT 和 AST 升高,其机制主要为氧化损伤,主要指标可考察 GSH-Px、SOD、MDA 等。一般给予 CCl_4 3小时后,血清 ALT 和 AST 开始升高,12~13 小时达高峰,以后呈下降趋势,90 小时后可恢复到正常范围。

(3)还可以采用其他化学药物致肝损伤,例如,D-氨基半乳糖胺、乙醇等。

【思考题】

(1)哪种药理模型适合筛选中药的有效部位?

(2)CCl_4 致急性肝损伤的原理及特点?